現代社白鳳選書

51

医療実践方法を論理の学に（第二巻）

——初期研修医に症例の見方・考え方の筋道を説く——

聖　瞳子

高遠　雅志

九條　静

北條　亮

池邉　修二

新海　武史

著

目　次

序　章　「医学体系に基づく実践方法論」を
理解するために

第1節　医療実践を導く「確かな指針」とは

（1）研修医としての不安と悩み

　本書は，医療現場で日々奮闘している研修医の皆さんに，医師としての実力を十分につけて，将来の日本の医療をしっかりと担っていってほしいとの願いを込めて書かれたものであり，第1巻に次いで第2巻目となる。

　思い起こせば筆者達が研修医になった頃，「たくさんの知識をアタマに詰め込んで医師国家試験には合格したものの，現実の患者を前にした時にこんな自分で大丈夫だろうか……」と思い，特に当直の夜に救急車のサイレンが近づいてきたりすると不安におののく日々が続いていたものであった。

　そして，不安におののきながらも必死に経験を少なからず積んでいったことによって，少しずつ患者を診療することができるようになったと感じていったことも確かではある。

　だが一方で，「ガイドラインに沿って診療しているだけで本当に正しいのだろうか？」「病気の診断基準に合わないような症例もたくさんあり，そのような場合にはお手上げ，あるいは，診断があてずっぽうのようになってしまっている。本当はそれでよいわけがないだろうが，どうしてよいか分からない……」と悩み，もがき続けたことも事実そのものであった。

　現在の研修医の皆さんは，筆者達の頃とはかなり異なって，

大学医学部での教育改革がなされ，それぞれの病気について検査所見や治療方法などを詳しく学んできている上に，OSCEといった実技試験で診察の手技なども学んで，医師国家試験に合格して初期研修医になっている。

　言うまでもなく，それらの病気に関する知識や診察のための手技は，実際に患者を診療していく上でとても大切なものである。だからといって，それらを身につけて現場に出た研修医の皆さんであれば，私達が抱いたような不安や悩みは，はたしてないのであろうか。

　というのは，現在の初期研修医の人達から次のような声を耳にすることも多々あるからである。

　それは，
[実際の診療で診る患者の病気は千差万別で，国家試験に出るような典型的な例ばかりではなく，むしろ典型的ではない症例の方が多くて，診断基準にあてはまらないとどうしてよいか分からなくなる……]
[実際の診療では典型的な症例が少ないので，「この場合にはこれ」「この場合にはあれ」といったハウ・ツーレベルの本を見ても，何をどのように使えばよいのか，たくさん選択肢があり過ぎて分からなくなってしまう]
などである。

　そして，およそ2年間の研修を忙しくこなしていく中で，
[本当にこの人の病気は，この診断でいいのだろうか]
[こんなにこの人は症状を訴えているけど，該当する病名が見つからない。でもここで病気はないと言っていいのだろうか……]
[この人の治療は，本当にこれで大丈夫なの？　と思いめぐら

すと不安になり，医者として自分は本当に大丈夫なのだろうか，この先自信を持って診療していけるのだろうか」

とかの悩みを抱えている研修医が多いことも現実なのである。

(2) 診療を導いてくれる「確かな指針」を求めて

さてこのように日々の診療において，病気の診断や治療に迷いや不安が生じた時，皆さんは「こう考えていけば必ずまちがわずに，目の前の患者の病気を診断し，治療することができる」という，「確かな指針」を手に入れたいと思うことがはたしてなかったであろうか。

当時の私達も，当然ながらそのような「確かな指針」を探し求めたのであるが，巷に溢れる「ガイドライン」なるものはどうにも役に立たず，といって先輩医師に尋ねても，「そんな魔法の杖のようなものがあるわけがない！ とにかく経験を積め，文献を多く読め」という答しか返ってこなかったのである。

ところが，である。私達は長年にわたって診療現場で悪戦苦闘を続け，「確かな指針」を求め続けた結果，遂にその「魔法の杖」なるものに，巡り合うことになった。

しかしながら，魔法の杖は，誰もが使えるものとして目の前に存在するものではなく，自らが自らの頭脳に創出することによって，ようやく使えるようになるものであったので，私達は自らの魔法の杖の創出に，悪戦苦闘の十数年を要することとなったのである。

ではその魔法の杖すなわち，すべての病気を考えていく際に「確かな指針」となるものは何であったか。

それが「医学体系に基づいた実践方法論」であった。

このように言っても，これは医学部で教わったことがないも

のであるから，研修医の皆さんのアタマの中には，「？？？」が飛びかうだけであろう。

　したがって，それがどのようなものであるのかは，第1巻に続き，この後第2巻でもしっかり説いていくことになるので，ここでは，病気という山に登るための，地図と磁石を手に入れたと理解しておいてほしい。すなわち地図と磁石があれば，どのような山にも登れるように，病気の地図と磁石があれば，どんな病気も理解していくことができるのである。しかし地図の読み方，磁石の使い方に習熟しなければ，地図も磁石も全く役に立たないのと同様に，その「医学体系に基づいた実践方法論」も，それを理解し駆使する実力をつけるのに，それ相当の努力と年月を要したのであった。

　だがそのようにして手に入れた「医学体系に基づいた実践方法論」を使ってみると，これはどのような病気をも理解することのできる「確かな指針」であることを，私達は確認することができたのである。

　だからこそ，日々の診療で悪戦苦闘し，かつての私達のように「確かな指針」を求めているであろう研修医の皆さんに，「これが確かな指針となりますよ。このように考えていけば，すべての病気が理解できるようになりますよ」と示したのが，『医療実践方法を論理の学に』の第1巻だったのである。

　これについては，この後もう少し詳しく話していくことになる。

第2節　「医学体系に基づいた実践方法論」とは何か

（1）すべての病気を同じ考え方の筋道で解明できる

　さて第1節では，私達が医師としてどんな病気を前にしても，

きちんと診断し治療することができる「確かな指針」を渇望し，ようやくにして巡り合うことができたのが「医学体系に基づいた実践方法論」であったことを述べた。

　もちろんこう述べても，研修医の皆さんは「実践方法論は，何か医療の実践を導いてくれる方法ということで分かるような気はするけれど，医学体系に基づいたとは一体どういうこと？そもそも医学体系と言われても，それがどういうものなのかイメージすることができない……」と思うはずである。そしてそのように困惑するのは，当然なのである。

　なぜならば，これまでの医学教育の中で，「体系」ということを教えられたことがないからである。皆さんが目にしたことのある書物の中に，「内科学大系」「小児科学大系」といった「大系」という題名がついているものはあっても，「体系」と書かれた書物はない。この「大系」と「体系」の違い，そしてなぜ「体系」でなければならないのかは，後ほど詳しく説いていくことにして，ここではまず，以下のことをしっかりと理解してほしい。

　それは何かと言えば，「医学体系に基づいた実践方法論」を用いれば，すべての病気を，同じ考え方の筋道で解明していくことができる，ということである。そしてそれを具体的に示したのが，第1巻であった。

　ではここで，第1巻の内容を思い出してもらうことにしよう。第1巻で取りあげた症例は，「2型糖尿病の一例」「繰り返す消化性潰瘍の一例」「股関節痛を繰り返す一例」「右不全麻痺を呈した脳梗塞の一例」「造影剤によるショックの一例」の5つの症例であった。

　この5つの症例はどれも，研修医の皆さんが経験するであろ

うありふれた病気であり，決して診断と治療に難渋する病気とは言えないものである。

　しかしこのようなありふれた，平凡といってもよい病気をあえて取りあげたのは，「医学体系に基づいた実践方法論」を用いると，病気の理解が全く違ってくるからであり，まずはそれを研修医の皆さんに納得してもらいたかったからでもあるが，さらにこれらの病気は，学的・理論的に病気を把握したい人には，とてつもない「宝」を内に秘めていることをここでしっかり述べておきたかったからである。

　第1巻を学んでもらう過程で一番重要なことは，病気は現象的には千差万別のように見えるけれども，その本質すなわち，「すべての病気に貫かれている性質は一つである」ということである。

　このように言うと，研修医の皆さんは，「糖尿病は内分泌・代謝科の病気，消化性潰瘍は消化器科の病気，股関節痛は整形外科の病気，脳梗塞は脳神経科の病気であって，それらには何の共通点もない。病気の性質が一つだなんて，そんなことはありえない」と，反論するであろう。

　現代の医学教育を受けてきた皆さんが，そのように反論するのは当然である。

　なぜなら現代の医学教育では，「この病気とこの病気は，ここが違う。その違いを明確にして鑑別診断をしていかなければならない」と，病気の細部にわたっての違いばかりを覚えさせ，逆に「この病気とこの病気の共通点は何だろう」とか，「肺の病気には，肺炎，肺気腫，肺がん等があるが，では肺の病気としての共通点は何だろう」とか，ましてや「肺の病気と筋肉の病気の共通点は何だろう」などと考えさせたりすることは，皆

無だからである。

　以上のことが，先ほど少し触れた「大系」と「体系」の違い
になるのであるが，詳しくは後ほど話すことにして，先に進も
う。

　とにかく，第1巻で強調していることは，取りあげた全く
違ってみえる5つの症例を，すべて同じ考え方の筋道で解明で
きるということであった。これはすなわち，あらゆる病気は病
気としての共通の性質を持っているのであり，この共通の性質
を理論化したものが「病気の一般論」であるから，その病気の
一般論を指針として，それぞれの病気の構造に分け入っていけ
ば，それぞれの病気を解明していくことができる，ということ
であり，それを具体的に示したのが，第1巻だったのである。

　(2) 同じ考え方の筋道とは「病気の一般論」である

　では，第1巻で5つの異なった症例を考えていく時に，常に
同じだった考え方の筋道とは，一体どういうものだったのか。

　それは「病気の一般論」を掲げて，その筋道に沿って，目の
前の病気を考えていくことであった。第1巻で繰り返し説いた
ように，病気の一般論とは「病気とは，人間の正常な生理構造
が，外界との相互浸透の過程において，徐々にあるいは急激に
量質転化して，歪んだ状態になったもの」であった。

　この病気の一般論とは，ありとあらゆる病気に貫かれている
共通な性質は何かを，医師として現実のありとあらゆる病気と
格闘していく過程で，ようやくにして導き出したものであった。

　これについては，この病気の一般論を導き出した瀬江千史の
『医学原論（上巻)』（現代社）を参照してほしい。

　私達も，この病気の一般論を掲げて，目の前の様々な病気と

取り組んでいく中で，まさにこれは，すべての病気に貫かれる論理であり，だからこそすべての病気を考えていく上で「確かな指針」になり得るのだと，確信することができたのである。

　では私達は，この病気の一般論から，どのように考えていったのであろうか。

　まずこの一般論で一番重要なことは，「病気は正常な生理構造が歪んだ状態になったもの」であるということである。すなわち病気は，自然的・本来的に"ある"ものではなく，生活の過程において"なる"ものであり，しかも突然に降って湧いたようになるものではなく，なるにはなるだけの過程が存在するのであり，その過程が，生活の中での「外界との相互浸透」なのである。

　ところが現代の医療は，病気というものが病気として"ある"かのように，病気の状態を示している結果としての事実からのみ，病気を考えていくのであり，なぜこの人がこのような状態になってしまったのかを，真剣に考えようとはしない。

　例えば，第1巻で論じた「繰り返す消化性潰瘍の一例」でも，心窩部痛という症状と，上部消化管内視鏡による所見から，現場では消化性潰瘍という診断名がつけられ，その原因は，ピロリ菌の除菌が不十分であったための再発ということで終わっていた。しかしピロリ菌は，日本人の2人に1人の胃の中に存在するが，日本人の2人に1人が消化性潰瘍になっているわけではないという事実からは，ピロリ菌のみを原因としてよいわけはない。

　そこで私達は，なぜこの人の，正常であれば胃酸によって傷害されるはずのない胃粘膜が，胃酸によって傷害され潰瘍にまでなってしまったのかの過程を，その人の外界との相互浸透の

あり方，すなわち生活のあり方，具体的には，どんな食事を摂り，どんな労働をし，どんな運動をし，どんな睡眠をとり，どんな気持ちで暮らしていたのかを明らかにしていくことによって，浮上させることができたのである。そして，それによって初めて，正しい治療のあり方を示すことができたのである。

　以上のように，第1巻で取りあげた5つの症例は，それぞれ体の内部のどの生理構造がどのように歪んだ状態なのか，そしてそれはどうしてそのように歪んでしまったのかを具体的にみれば，それぞれ異なっていたことは確かである。しかしながら，それらの具体性を捨象して一般的に捉えれば，結局5つの症例ともに，「正常な生理構造が，外界との相互浸透の過程において，徐々にあるいは急激に量質転化して，歪んだ状態になったもの」となるのである。

　したがって，これが病気の一般論と言えるのであり，だからこそこれが，すべての病気に分け入って，その構造を明らかにしていく時に，役に立っていくのである。

　(3)「病気の一般論」から症例を考える
　さて私達は，以上のことを理解して，目の前の患者の病気を，まずは病気の一般論から捉えていく研鑽を積んだのであるが，その時にその実践を導いてくれる，とても分かり易い図を手にすることができたのであり，それが第1巻でも示した〔図1〕（次ページ）であった。

　この〔図1〕は研修医の皆さんに筋道立てて医療実践を行うにあたって，しっかりとアタマに描いてほしい図であるので，第1巻で説いてきたことであるが，改めて端的に説明しておきたいと思う。

〔図1〕は正常な生理構造の状態を表す［Ⓐ］の状態である
人間が，外界との相互浸透によって，正常な生理構造が歪んで
いく過程（［Ⓐ］→［Ⓑ］の過程）を経て，歪んだ状態である［Ⓑ］
の状態へと至り，そして，治療によって，生理構造が歪んでし
まった［Ⓑ］の状態から，可能な限り正常な生理構造（［Ⓐ］
の状態）へと近づけようとして，（治療した結果の状態である
ことを示している）［Ⓐ'］の状態へと変化させていくという，
患者の一般的な変化の過程を表している。

　また，［Ⓐ］や［Ⓑ］の人間の周りを取り巻く実線で描かれ
ている二重の円は，人間が自然的な外界と社会的な外界という，
二重構造を持つ外界の中で生きて，生活しており，その二重構
造の外界と常に相互浸透していることを示している。

　さらに説けば，自然的外界と社会的外界にも過程性があるの
であり，太陽系の惑星の一つとして地球が誕生し，そしてその
地球上に生命体が誕生し，その生命体が人間へと発展してきて
社会を形成してきたという過程性が，［Ⓐ］より左側のラセン

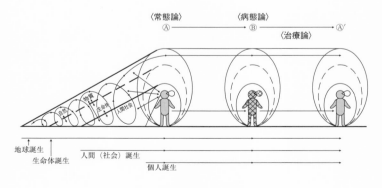

〔図1　医学体系の全体像〕

で示されているのである。

　ここまで〔図1〕を簡潔に説明したのであるが，では，この図を医療実践に適用していく，すなわち医療現場において医師が，その要である病気の一般論を導きの糸として，どのように診断・治療を行っていけばよいのかという，その考え方の筋道を見ていこう。

　まず，医師が診察する際，目の前の患者は〔Ｂ〕の状態である。この時，私達医師は目の前の患者の生理構造が，正常からどのように歪んでいるのかを，あたかも患者の体の内部が透けて見えるかのようにアタマの中に描く努力をまじめにしていくことが大切である。

　そして，患者の生理構造が正常からどのように歪んでいるのかを捉えていくためには，人間の正常な生理構造である〔Ａ〕の状態をしっかりと把握しなければならない。なぜなら，病気というのは正常な生理構造が歪んでいる状態である以上，正常な生理構造が分からなければ，生理構造のどこがどのように歪んでいるのかということが分かりようもないからである。

　そこで本書においては，正常な生理構造を分かるために，〔図1〕における〔Ａ〕の図の左側の三角形で表されている，宇宙の中の太陽系の惑星として誕生した地球上に，初めて誕生した単細胞生命体が人間にまで発展してきた過程を論理的に把握した「生命の歴史」にまで遡っている。

　一体「生命の歴史」に遡るとはどういうことなのか，なぜ遡らなければならないのかについては，次の節で詳しく見ていくことにし，まずは考え方の筋道の全体を説いておこう。

　「生命の歴史」をふまえることによって，それぞれの疾患に関わって正常な生理構造を一般的に把握できたならば，それぞ

れの症例において，その患者が生まれてからどのような外界との相互浸透をしてきたのか，分かり易く言えば，どのような運動・食事・睡眠をとり，どのような人間関係を持って，その人なりの正常な生理構造（[Ⓐ]）の状態にあったのかを把握していくのである。

　次に，患者の正常な生理構造が，なぜ歪んでしまったのかの過程（[Ⓐ] → [Ⓑ]）を捉えていかなければならない。すなわち，患者がどのような環境で生きて生活をしてきたのかの事実を見ていくことにより，その生活の過程で外界とどのような相互浸透があり，その相互浸透の過程でどのようにして正常な生理構造が歪んでいったのかということを丹念に把握していく。

　つまり診断とは，正常な生理構造が歪んでしまっている[Ⓑ]の状態のみならず，正常な生理構造が歪んできた [Ⓐ] → [Ⓑ]の過程をも含めて，外界とどのような相互浸透があり，そのことによってどこがどのように，なぜ歪んできたのかをもしっかり把握することなのである。

　それが分かって初めて，歪んだ生理構造をできる限り正常な生理構造へと近づけていく（[Ⓑ] → [Ⓐ']）には，どのようにすればよいのか，つまり，どう治療していけばよいのかが分かるようになる。

　このように〔図１〕が示す考え方の筋道に沿って見ていけば，患者をどのように診ていったらよいのか分からないとか，どのように考えていけばよいのか見当がつかないなどと，路頭に迷うことなくしっかりと診断し，治療していくことができるようになっていくのである。

　ここで〔図１〕について，研修医の皆さんに注意したいことがある。それは〔図１〕はあくまでも「論理のレベルの図」で

あって，決して「事実レベルの図」ではないということである。

　どういうことかというと，本書第3章の頸椎症の症例を読んでもらうと具体的に分かると思うが，その症例を担当した研修医から次のような質問があった。

　その症例は病気の経過が長かったのであるが，担当の研修医から「[Ⓑ]の状態というのは腕に軽いしびれの症状が出た時なのか，左上腕の急激な筋力低下が起きた時なのか」という，どこの時点を[Ⓑ]とすればよいのかという質問が出たのであった。

　この質問は，〔図1〕の横の流れを，患者の事実のいわば時間軸のように捉えてしまったことからくる誤解である。

　[Ⓑ]の状態というのは，病気の具体的などこの時点というものではなく，あくまでも患者の生理構造が歪んだ状態のすべてを含んでいるのである。つまり，〔図1〕は正常な生理構造の状態を一般的に捉えて[Ⓐ]とし，歪んだ状態を一般的に捉えて[Ⓑ]として示している，論理的な図であることをまずは知っておいてほしい。詳しくは第3章を読んで理解してもらえれば，と思う。

第3節　実践方法論に必要な
　　　　「器官系ごとの病気の論理」

（1）「医学体系」は論理の体系である

　以上第2節においては，どのような病気の解明にも「確かな指針」となりうる病気の一般論とはどういうものか，その病気の一般論を使って目の前の患者の病気を明らかにしていくとは，具体的にどういうことなのかを，第1巻での症例を挙げて少し

説明しておいた。

　そもそも第1巻では，病気の一般論を指針として，具体的な病気の構造に分け入っていくと，単にその病気の診断名をつけられるだけではなく，その人の体の中がどのような状態になっているのか，そしてどうしてそのような状態になってしまったのかが明らかになっていき，その結果どうしたらその状態を回復させることができるのか，さらにどうしたら再びそのような状態にならないようにすることが可能なのかの治療の方針を示すことができることを，5つの症例を用いて具体的に示したのであった。

　さて，第2巻も3つの症例を用いて，病気の一般論を指針として具体的に病気の構造に分け入っていることは同じである。しかし，実は第2巻は，第1巻よりも論理的・理論的な発展を含んでいるのである。それは一体，どういうことか。

　ここで，「論理的・理論的な発展」と言ったことに注目してほしい。これには，第2節で，医療実践を導く「確かな指針」が，「医学体系に基づいた実践方法論」であるが，では医学体系とは何かは，後ほど詳しく説くとしておいた内容が関係してくる。

　確かに「学問」とか「体系」に関わる論理的・理論的という話は，研修医の皆さんには，少しというより，あまりにも難しい話というべきかもしれない。それらについては，現代の教育課程で少しも触れられることがないからである。

　しかし少なくとも最高学府で学び，しかも他の分野に先駆けて，古代ローマの時代にクラウディウス・ガレノスがまがりなりにも医学体系なるものを創出したという，輝かしい歴史を有している医療の分野で研鑽を積んでいる皆さんには，そのことに誇りを持って，論理的・理論的という学問用語になじんでも

らい，やがては「医学体系」とはどういうものかを理解する一助にしてほしいと，願っている。それは，「論理」「理論」を理解することが，医療実践に役に立つことを，私達は実感できているからである。

　もちろん私達も，これから説く内容を理解するには，十年以上を費やしているので，その難しさは身にしみており，可能な限り分かり易くを，心がけていくつもりである。

　さて，本物の医学体系とは何かを理解するためには，理論の前提である論理とは何かをまず分からなければならない。そして論理とは何かを分かるためには，論理と事実の区別と連関がどうしても分からなければならない。それを理解するために〔図2〕を見てほしい。

　まずこの図は，現実の世界と認識の世界とに大きく分けられている。そして事実というのは，現実の世界で「実際にあるこ

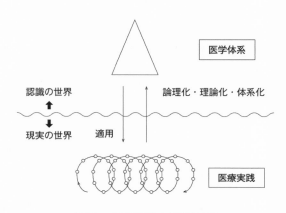

〔図2　医療実践と医学体系〕
（瀬江千史著『医学原論』上巻より引用）

と・あったこと」である。したがって，紀元前から連綿と行われてきた医療実践は，すべて現実の世界に属するものである。〔図２〕にラセン状で示されたように，歴史的に無数の医療実践が行われ，病気についてこれまた無数と言ってよい事実が明らかにされ，積み重なって発展して，現代に至っている。

　しかしそれに対して，論理とは，人間の頭脳活動としての認識が，それらの事実の持っている性質に着目して，導き出したものであり，認識の世界に属する。つまり人間の認識が導き出さない限り，存在しないものである。

　では論理とは，どのようにして導き出されたものかを簡単に言えば，対象とする事実に貫かれている共通の性質を導き出し，それを一般化したものである。

　例えば病気の論理であれば，医学が対象とする，ありとあらゆる病気に貫かれている共通の性質を導き出して一般化したものであり，これを理論化したものが，これまで繰り返し説いてきた「病気の一般論」ということになる。

　このようにして，医療に関わるすべての事実を，論理化し，理論化して，さらに体系化したものが「医学体系」ということになるのであるが，これについて詳しくは，瀬江千史の一連の著作『医学の復権』『看護学と医学（上巻・下巻）』『医学原論（上巻）』（いずれも現代社）を読んでもらうことにして先に進むこととする。

　　(2)「病気の一般論」の下に
　　　　「器官系ごとの病気の論理」が位置づけられる
　ここで問題となっているのは，第１巻に比べて第２巻においては，論理的・理論的な発展を含んでいると述べた，その中身

である。これについて説明するために，まず〔図3〕を見てもらおう。

　この図で注目してほしいのは，第2巻の場合，現実の患者と病気の一般論との中間に，「器官系ごとの病気の論理」が書いてあることである。これはどういうことかと言えば，第2巻では，各症例において問題となっている器官の正常な生理構造の論理をしっかりと措定し，そこからその器官における病気の論理を捉えた上で，各症例を見ていっているということである。

　もちろん第1巻でも，各症例を考えていく過程において，最低限必要なレベルで，歪んでしまった生理構造のもともとの正常なあり方を見ていったのではあるが，第2巻では，まずは該当する器官の正常な生理構造の論理をしっかりと把握し，それをふまえた上で，その歪みとしての，その器官の病気の論理を導き出していくように努めたのである。

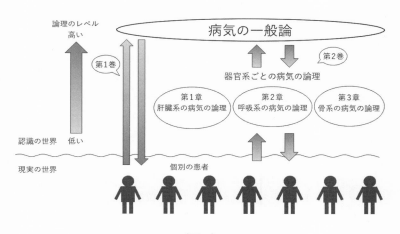

〔図3〕

具体的に第2巻で取りあげた3つの症例で言えば，急性Ａ型肝炎の症例では「そもそも肝臓とは何か」を措定し，その歪みとしての「肝臓病とは何か」の論理から，その症例を見ていったのである。マイコプラズマ肺炎であれば，「そもそも呼吸器官とは何か」をふまえて「呼吸器病とは何か」の論理から，頸椎症であれば，「そもそも骨とは何か」をふまえて，「骨の病気とは何か」の論理から，それぞれの症例を見ていったのである。

　そして，このそもそも「肝臓とは何か」「呼吸器官とは何か」「骨とは何か」が分かるためには，人間の肝臓，呼吸器官，骨だけを見ていてもさっぱり分からず，結局生命体においてそれらがなぜ誕生したのかという必然性が分からなければならず，そのために「生命の歴史」，すなわち，地球上に初めて誕生した単細胞生命体が，外界である地球と相互浸透しながら人間へと発展してきた過程を辿っていくことになったのである。

　例えば，肝臓であれば，進化の過程の魚類段階において，なぜ肝臓が形成されなければならなかったのか，肝臓が形成されることによって，魚類はその前の段階であるクラゲ類からどう変化していったのか，さらに人間にまで発展してきて，肝臓はどのような役割を果たしているのか等を，明らかにしていったのである。これが具体的にどういうことであったのかは，本文をしっかり読んでもらうことになる。

　次に〔図3〕で注目してほしいのは，「認識の世界」の側に書いてある，「論理のレベル」という文言であり，その矢印が示すように，導き出した論理にはレベルの高低があるのである。

　例えば，「肝臓系の病気の論理」は，ありとあらゆる肝臓系の病気，Ａ型肝炎にもＢ型肝炎にも，アルコール性肝障害にも，肝硬変にも肝がんにも貫かれている共通の性質を導き出し，一

般化したものである。

　しかし，肝臓系の病気とは何かの「肝臓系の病気の論理」は，あらゆる肝臓系の病気に貫かれている性質ではあるが，呼吸系や骨系の病気を貫く性質ではない。「呼吸系の病気の論理」は，ありとあらゆる呼吸系の病気，マイコプラズマ肺炎，気管支喘息，肺気腫，肺結核，肺がんなどに共通の性質を導き出して一般化したものであって，肝臓系の病気の論理とは異なる。

　それに対して，あらゆる病気に共通する性質を導き出し，一般化し，理論化したものが，「病気の一般論」であるから，こちらは，それぞれの器官系ごとの病気の論理よりも，論理のレベルが高くなり，したがって〔図３〕でも上部に位置づけられている。

　もちろん〔図３〕は，これで完成したものではなく，本書では，肝臓系の病気，呼吸系の病気，骨系の病気の３つの症例を取りあげたので，器官系ごとの病気の論理としてこの３つのみが並んでいるが，今後あらゆる器官系の論理を導き出していくことによって，この図を完成していかなければならない。

　そしてこの図が完成していくに従って，第１節で，医療実践の「確かな指針」とは，「医学体系に基づいた実践方法論」と述べた，「医学体系」が構築されていく基盤が整うことになるのである。もちろんこの〔図３〕で示されるのは将来的に，医学体系を構成する３つの構造論「常態論」「病態論」「治療論」のうちの，病態論ということになるが，これについて詳しく知りたい方は，前に挙げた『医学原論（上巻）』を参照してほしい。

　いずれにしても，学問の「論理」「理論」と呼ばれるものは，単に事実を寄せ集めて並べたものではなく，それらの事実が持つ様々な性質に着目し，必要に応じて必要な共通の性質を導き

出して一般化することによって論理化され，そのように導き出された，すべての論理がきちんとつながり合いながら，整序されていくようになって，ようやく理論化されていくものなのである。

　以上をふまえる実力ができてこそやがて，「体系」という大仕事が待っていることになる。すなわち「体系」とは，体の系という文字が示すように，体にたとえれば，体が器官系ごとにまとまりながら，あるべきところにあるべきものが存在し，しかも神経とホルモンを介してすべてが脳によって，一糸乱れぬ統括を受けて，全体で一人の人間として生きているように，学問の体系もすべての論理のレベルが，一般論（本質論）に貫かれ，つながり合って，全体として一つのものとして整序されているものを言うのである。

　したがって私達も，「症例検討」を単に症例の事実的な検討と捉えるのではなく，そこから論理を導き出して医学体系の構築に寄与可能な実力を培い，またそうすることによってこそ，いかなる医療実践をも見事に行える「確かな指針」である「実践方法論」を創出していけるのだと覚悟している。それゆえ，書名を『医療実践方法を論理の学に』と命名したのであった。

　(3) 症例を考えるのになぜ
　　　「器官系ごとの病気の論理」が必要か

　以上，学問に必須の基本である論理の概念，すなわち論理とは対象に貫かれている共通の性質を導き出し，一般化したものであることをふまえて，〔図2〕および〔図3〕について説明してきたのであるが，少々難しかったであろうか。確かに体系とか論理とかは，医学部の授業では聞いたこともない言葉なの

で戸惑うかもしれないが，古代ギリシャからの2000年以上の正統な学問の歴史においては，基本となる文言であるので，少しずつ理解するように努めていってほしい。

それがなぜかは，基本的な学問用語を理解していくことが，本書で説いていく実践方法論を駆使していけるように，自らのアタマを鍛えていく前提となるからである。これが一体どういうことかは，次のような研修医の嘆きに関わる。

それは，「現場に出て経験を積んでくると，目の前に来た患者を診て『これは，異常な状態だ』とだんだんと見てとれるようになってきた。さらに『医療実践方法を論理の学に（第1巻）』を読んで，病気の一般論を学んで見ていくと，『確かに正常な生理構造が何か歪んだ状態なのだなあ』と，いわばざっくり分かるようになってきたようにも思う。しかし，そこからどう目の前の患者の状態に迫っていけばよいのかが分からない。つまり病気の一般論を使うといっても，どう使えばどう役立つのかがよく分からない……」というものであった。

この研修医の疑問（嘆き）はとてもよく分かる。なぜなら，この研修医が抱いたような疑問（嘆き）を，私達自身も長きにわたって感じてきたからであった。

そして，そこから私達が長年取り組んで分かってきたことは，目の前の患者の病態をしっかりと把握し，本当の意味での診断と治療をするためには，病気の一般論を個別の患者に適用するだけではだめで，それなりに段階を踏んでいかなければならないということであった。ここで言う「段階」が，これまで説いてきた論理のレベルの段階ということなのである。

ではなぜ，病気の一般論だけでなく，各器官系の病気の論理をふまえて見ていくことが有用なのだろうか。端的には，目の

前の患者を診療するには，単に一般的に正常な状態が歪んでしまったと見るだけではなく，「どこが，どのように歪んでいるのか」ということを見ていかなければならないが，そのためには，病気の一般論だけでなく，各器官系の病気の論理をふまえて見ていかなければ，患者の病態の構造に迫れないからである。

　具体例で示しておこう。第1章において急性A型肝炎を取りあげているが，この症例は典型的な急性A型肝炎の症例であった。全身倦怠感，食欲低下，眼球結膜や皮膚の黄染などの臨床症状と，直接ビリルビン・AST・ALTの上昇・IgM-HA抗体陽性といった検査所見から，急性A型肝炎であるというのは，研修医の皆さんもすぐに納得できると思う。

　しかしながら，例えば「急性A型肝炎の場合になぜ，全身倦怠感や食欲低下といった症状が生じてくるのか？」と問われたら，研修医の皆さんは答えられるだろうか？　それに対して，「えぇ!?　確かに，何で全身倦怠感が起こるのかよく分からないけれど……。でも，急性A型肝炎と診断できたら，それで特に問題ないんじゃないの？　治療方法も変わらないし……」との疑問が湧くかもしれない。

　だが，本当はそうではない。医師は目の前の患者の体の中で今何が起こっているのか，そしてどうしてそんな状態になってしまったのかが，きちんと把握できなければ，本来の意味での治療はできないのである。

　この症例でも，まずなぜ全身倦怠感や食欲低下が生じたのか，なぜ直接ビリルビン・AST・ALTが上昇してしまっているのかを，医師自身のアタマの中に，しっかりと描けなければならない。そしてそれが描けるためには，そもそも肝臓とは，どんな構造を持ち，生きるために時々刻々どんな働きをしているの

かが，あたかも動画を見るように描けていなければならない。

それがあって初めて，「ああ確かに，肝細胞が破壊されれば AST・ALT が上昇してくるし，そのことによって肝臓の働きが低下すれば，全身に必要な物質を十分に供給できなくなって全身倦怠感が生じてくるなあ」と理解できるのである。そして重要なことは，本来はそのように病態を把握した上で治療方針が決まっていくということである。

例えば「生きていくためにも，また壊れた肝細胞を修復するためにも栄養の補給は必要であるが，今この人に食事をさせていいのだろうか，なにせ食べたものは大部分胃腸系から吸収されて，門脈から一旦肝臓にいってしまうのだから，肝臓に負担がかかってしまうだろう……。それでも栄養が必要となれば，なるべく肝臓に負担をかけない，どんな栄養がいいのだろうか……」と考えていかなければならない。

そういうことを考えもしないで，単に「肝臓病だから病院食として決められている肝臓病食を出しましょう」では，医師としては情けないと言わざるをえない。

またこの症例で問題だったのは，この患者の急性 A 型肝炎は生貝が原因だったのであるが，同じ生貝を食べた友人は急性 A 型肝炎にはならなかったということであった。つまり同じように A 型肝炎ウイルスが体内に侵入しても，発病する人としない人がいるのであり，これは現在大流行の新型コロナウイルス感染症でも明らかなことである。

したがって，この患者がなぜ急性 A 型肝炎を発症したのかについては，そもそもこの人の肝臓の状態はどうだったのか，弱まってはいなかったのか……と考えていかなければならず，それを明らかにすることによって，将来にわたっての治療の方

針が決められていくことになる。

　この急性 A 型肝炎の症例については，「病気とは何か」の病気の一般論に加えて，「肝臓とは何か」をふまえた「肝臓病とは何か」の論理を掲げ，それを「確かな指針」として，患者の病態に迫っていったのであり，詳しくは第 1 章をよく読んで理解してほしい。

　以上のように，医師が現実の患者を目の前にした時に，〔図 1 〕の〔Ⓑ〕の状態を，先述したように「目の前の患者の生理構造が，正常からどのように歪んでいるのかを，あたかも患者の体の内部が透けて見えるかのようにアタマの中に描く努力」をしていくことが大切となる。

　研修医の皆さんにとっては，私達もそうであったように，最初は難しいこととは思うが，少しずつでもその努力を続けていってほしい。そうすることによって，どんな患者が目の前にきても，その病態に迫っていくことができるようになっていく。

　例えば，患者が「だるい」と訴えた時にも，「生活に必要な栄養あるいは酸素を取っていないのか，摂取しても消化吸収器官で吸収できないのか，肝臓でつくり変えができないのか，あるいはそれらを運ぶ血液循環がうまくいってないのか，はたまた体のどこかに修復しなければならない炎症がありそれに様々な物質を注いでいるのか，それとも睡眠の不足や運動のやり過ぎがあるのか……」等々，医師のアタマの中に無限と言ってよいほどの思いが湧きおこってくるようになり，それらを筋を通して（つまり論理的に）考えていくことによって，正しい診断へとつながることになっていくのである。

第4節　症例ごとに注目して読んでほしい点とは何か

　最後に，研修医の皆さんが各章を読むにあたって，第2節や第3節で説いたことに加えて，各章ごとに注目して読んでほしい点について触れておきたい。

　第1章の急性肝炎の症例では，肝臓とは何か，そして肝臓病とは何かをふまえて，本来なら教科書において記されるべき肝臓病の論理的・理論的な目次を示した。これは，各器官系の病気の論理をふまえて考えていくことが，文化遺産の習得（教科書の学び）においても有用性を持つということである。

　もっと言えば，本来なら，医療実践において筋を通した考え方ができるようになるためには，医学部においての教科書の学びの時点から，筋を通した（論理的な）考え方を身につけていく必要があるのだが，現在の教科書の肝臓病の目次は筋が通っていないために，それらの教科書を学んでも筋を通した考え方ができるようにはならないのである。

　そこで今回，肝臓病について，筋を通した目次を示すことによって，どうすればそれぞれの疾患を論理的・理論的に分類していくことができるのかを示したのである。

　次に第2章では，小児期のマイコプラズマ肺炎を取りあげた。そこでも「呼吸とは何か」「呼吸系の器官とは何か」をふまえての「呼吸器系の病気とは何か」という器官系ごとの病気の論理から見ていっているのは他の症例検討と同じであるが，それだけでなく，この症例は小児期という特殊性をもふまえて見ていったのである。つまり，人間の一生のライフサイクルは，おおまかには乳幼児期，小児期，思春期，青春期，壮年期，老年

期として括れ，それぞれにおける生理構造の特殊性を捉えることができるが，今回のマイコプラズマ肺炎の症例では，小児期というものが人間の一生の中で，一体どういう特殊性を持つものであるのかをふまえて，患者の生理構造に分け入っていった（いけた）ことを，研修医の皆さんには読みとってほしいと思う。

　最後に第3章では，頸椎症性神経根症の症例を取りあげたが，この症例は当初，私達もなかなか診断がつかず，苦慮した症例だったのである。しかし，その苦慮している過程で改めて思ったことは，やはり「病気の一般論」から見ていくことの有用性だったのである。

　当初はなぜ筋力低下が生じたのか，なぜ筋萎縮にまで至っているのかがさっぱり分からず，それでもそこには必ず何らかの外界との相互浸透の過程があるはずだ，という信念にも似た思いで見ていったのである。そして外界との相互浸透の過程を丹念に辿っていきながら，必死になって内部構造の像を描いていくことによってようやく，なぜ筋力低下が生じたのか，なぜ筋萎縮になってしまったのかの過程が見えてきたのであった。

　そこから改めて，診断とは，歪んだ状態だけを見るのではなく，正常な生理構造がなぜ歪んでいってしまったのかという過程をも明らかにすることであり，歪んだ状態に至る過程が明らかにできてこそ，正常な生理構造へ戻す治療が可能になると，納得できたのである。これは少し難しい症例でもあるから，像を描き易くするためにたくさんの図を入れたので，研修医の皆さんには，図を見ながら内部構造を描く努力をしていってほしいと思う。

　さらに第3章は，治療についての考え方の筋道を，初めて本格的に説いた症例でもある。研修医の皆さんには，ただ単に目

の前の患者の所見だけで診断し治療を行う場合と，患者がどのような過程を経て，生理構造が歪んだ現在の状態になったのかを捉えて診断し治療する場合とで，その後の治療がどのように変わるのかを分かってもらえたらと思う。

　以上，序章として，本シリーズ（第1巻・第2巻）で研修医の皆さんに是非学んでほしいことを説いた。それは医学体系に基づいた実践方法論，すなわち「病気の一般論」を導きの糸として，患者を診療する際に，どのように考え，どのように見ていったらよいのかという，考え方の筋道を改めて説いたものであった。さらにまた，第2巻としての本書の特徴と，各章で注目してほしい点を示してきた。

　研修医の皆さんには，序章をしっかりと押さえて各章を読んでいってもらえれば，各章の内容がより分かり易くなると思う。本シリーズが，研修医の皆さんの医師としての実力を向上させていく助けになればと，切に願っている。

第1章　急性A型肝炎の症例

第1節　病気の一般論をふまえて
　　　　　「肝臓病とは何か」の論理を問うた症例

（1）急性A型肝炎の症例を説くために
　　　　　「肝臓とは何か」を把握する必要があった

　本章では，研修医が誰でも受け持つようなレベルの病気の一つである急性A型肝炎の症例を取りあげる。

　序章でも説いたように，第2巻の症例検討では病気の一般論から症例を捉えていくという段階から，さらに一歩進んで，病気の一般論をふまえた上で，その特殊性となる「肝臓病とは何か」の論理を明らかにするために，「肝臓病とは何か」の論理が分かるための基盤となるそもそも「肝臓とは何か」ということまで提示し，その論理をしっかりとふまえて急性A型肝炎の症例を説いていく。

（2）症例の提示

　以下は，研修医がまとめた，急性A型肝炎の症例の事実である。

患者G　50歳　男性
（主訴）全身倦怠感　食欲低下
（現病歴）某年7月15日より，微熱・全身倦怠感・食欲不振があった。7月18日に下痢が一日中続き，嘔吐・腹

痛はなかったが，その後もほとんど食事が摂れなくなった。普段の血圧は130-140mmHgであるが，7月20日の朝の血圧が，70/50mmHgと低下を認め，全身倦怠感でほとんど動けなくなったことから，自分で救急車を依頼し来院となった。

　熱発した前日，友人と居酒屋で生の貝を食べた。入院中に見舞いに来たその友人もほとんど同じ料理を食べたが，37.5度程度の発熱と軽度の嘔吐で済んだということであった。

　友人と会って生の貝を食べる前の約半年くらいの期間は，業務が立て込んでいて忙しく，残業や休日返上で仕事を行うことが多かった。6月以降は工場が暑く，イオン飲料水などの清涼飲料水の摂取量が多くなった反面，ご飯などの固形物の食事はあまり摂りたくなくなった。その頃から，同僚から「なんだかGさん，最近やつれたんじゃないか？　もしかしてがんになったんじゃないか？」と言われるようになった。心配になって体重計に久しぶりに乗ってみたら，今までずっと66kgだと思っていた体重が60kgを切っていた（入院時は56kg）。

　さらに，以前は非常に美味しいと思っていた仕事終了後の晩酌のビールが，いつの頃からかおいしく感じなくなっていた。しかし晩酌のビールは習慣になっていたので，飲み続けていた。少し食欲がないのは夏バテだろうと思い，仕事も忙しいため様子を見ていたところだった。

（既往症）　2型糖尿病（40歳頃から。HbA1c 5.5%　食事療法のみ）　高血圧（45歳頃から。オルメテック内服中）脂質異常症（40歳頃から。リピトール内服中）

（**家族歴**）特記既往なし

（**嗜好**）ビール350cc缶2～3本/日　喫煙なし　アレルギーなし

（**生活歴**）一人暮らし。仕事：電線の製造工場。二人での勤務。午前4時頃起床。朝早くから仕事をして15時には帰宅。19時頃就寝。食事：朝は自宅からの弁当（ご飯・ふりかけや明太子のみの簡単なもの。卵焼きと納豆を持っていくことがある）。昼は仕出し弁当。夕は17時頃から飲む缶ビール2本，さしみ，豆腐，野菜，納豆，たまにお新香。ビール5～6本飲む時が週に1回位あり。

（**入院時現症**）意識清明　身長160.0cm　体重56kg　体温36.0度　血圧93/58mmHg　脈拍64回/分，整　眼球結膜黄染　皮膚黄染著明　心音・呼吸音異常なし　腹部平坦軟　右季肋部に肝3cm触知　脾臓触知せず　下腿浮腫なし　羽ばたき振戦なし

（**入院時検査所見**）血算：WBC 7,700/μl　RBC 487×10⁴/μl　Hb 15.4g/dl　Ht 44.7%　PLT 12.7×104/μl　白血球分画：リンパ球52.6%↑　好中球33.8%↓　凝固系：PT 95%

生化：TP 6.7g/dl　ALB 3.8g/dl　T-Bil 7.2↑mg/dl　D-Bil 5.6↑mg/dl　AST 1301↑U/l　ALT 3650↑U/l　LDH 485↑U/l　ALP 552↑U/l　GGT 366↑U/l　CK 149U/l　T-CHOL 250↑mg/dl　TG 252↑mg/dl　LDL-CHOL 143↑mg/dl　BUN 24.2↑mg/dl　Cre 1.50↑mg/dl　UA 6.3mg/dl　Na 138mEq/l　K 5.6↑mEq/l　Cl 102mEq/l　CRP 1.24↑mg/dl　GLU 112↑mg/dl　HbA1c 5.5%（NGSP）　HBs 抗原（－）

HCV 抗体（−）　抗核抗体（−）
尿検査：色調　黄色　混濁なし　PH 6.0　比重1.011　蛋
白（±）　糖（−）　ウロビリノーゲン（2＋）　潜血（−）
ビリルビン（4＋）　アセトン（＋）　亜硝酸塩（−）　定
性白血球（−）　細菌（−）
胸部・腹部単純X線：特記すべき異常なし
心電図：正常範囲　腹部エコー：脂肪肝

（診断）急性A型肝炎　高血圧　糖尿病　脂質異常症

（入院後経過）入院後内服薬中止とし，補液を開始した。
入院後2日目より脂質制限食（0g）の食事を開始して
補液を減量していった。入院後3日目の血液検査で総
HA抗体とIgM-HA抗体値が陽性であったため，急性
A型肝炎の診断となった。腹部エコー検査では肝臓に
特記所見はなかったが，胆嚢壁の肥厚が見られた。黄疸
が改善してきたため，脂質量を増量した。入院後8日目
の血液検査でAST 70，ALT 431，総ビリルビン2.7，直
接ビリルビン1.8と改善を認め，食事を脂質30gへあげた。
　入院10日目の血液検査でAST 53，ALT 221とさらに
改善し，黄疸も減少した。腹部エコー検査で指摘されて
いた胆嚢壁の肥厚は，造影CT検査で異常はなくなって
いた。身体症状・血液データとも軽快傾向であり，入院
12日目に退院となった。外来にて消化器肝臓科医師のも
とで経過観察の予定となった。

以上が，研修医がまとめた患者の事実である。

第2節　症例を医学体系の全体像をふまえて
　　　　　検討していく

　患者が退院した日に，この症例に関して指導医と研修医の間に次のようなやり取りがあった。

研修医　Gさん，重症化せずに無事退院できてよかったです。
指導医　そうだね。では，Gさんの病態について検討しておこうか。
研修医　えっ。検討する？　僕の対応がまずかったのですか。
指導医　いや，そうではないよ。これから行う検討は，Gさんに対する君の対応の仕方を検討するというより，君が医師としての実力をつけていくことを目的とした，病気そのものをどのように捉えていくかという検討だよ。君は『医療実践方法を論理の学に（第1巻）』（前出）の糖尿病の症例で学んでから，医学体系に基づいた医療実践というものに興味を持ったと言っていたね。
研修医　そうなんです。学生時代には『医療実践方法を論理の学に（第1巻）』の中で説かれている体系とか理論とか，そういうことを全然教わったことがなかったので，とても戸惑いましたけれど……。でも筋を通して考えていくと，病気が少しずつ理解できていくような気がして，なんだかすごいなって思っています。
指導医　それはよかった。しかしこれは，繰り返し繰り返し筋を通す訓練をしていかなければ自分の実力にはなっていかないのだよ。だから今回は，今後君が医学体系に基づいた医療実践

ができるようなアタマづくりをしていくために，しっかりと症例を検討しておこうと思う。

研修医　先生，それはありがとうございます。でも，せっかく検討していただくといっても，Gさんは，生貝を食べて急性Ａ型ウイルス性肝炎を発症したものであり，原因もはっきりしていて，それもごくありふれた病気です。マニュアル通り安静と対症療法だけで症状が改善していて，経過中，特別なことが起こったわけでもありません。軽快して退院した今，検討してみても，急性Ａ型ウイルス性肝炎という普通の症例ということになるのではないかと思うのですけれど……。

指導医　そうだね。確かに，Gさんは初診時こそ脱水によるショック状態になっていたし，ASTやALTの著明な高値もあり，重症化するのではないかと少し心配な面もあったけれども，あとは経過良好で，典型的な急性Ａ型ウイルス性肝炎の症例の経過を辿ったと言えるね。しかし，だからこそ君のような初心者にとっては，アタマづくりのために検討する症例としてはちょうどよいのだ。なぜなら，いきなり初心者が超難解な専門医でも苦労するような症例を扱おうとしても，歯が立たないに決まっているからだ。

　考えてみたまえ。語学だってゲームだって何だって，まず初心者は，初心者レベルの簡単なものから習得して，次第にレベルアップしていくだろう。理論的な医療実践のためのアタマづくりだって，それと同じだよ。典型的で分かり易い症例から学んでいって，医師としてのアタマづくりを少しずつ行い，そうしてやがて難解な症例も扱っていけるようにと，段階を追って実力をつけていくことが大切なのであり，そうでなければ実力はつかないのだ。

研修医　そうか，そういうものなのですね。

指導医　そうだよ。以前にも説いたように，理論的な医療実践を行うというのはそう簡単なことではない。実際には目の前の患者の病気がどのようなもので，なぜそうなったのかを考えていかなければならない。そのためには，頭の中で病気の一般論から目の前の患者の事実に問いかけ，必要な事実を見てとって，それらの見てとった事実からまた病気の一般論に戻ってみることで，それらの事実で病気の一般論から筋が通るのかどうかを検討していかなければならない。

　序章でも説いたように，病気の一般論と患者の病気の事実の間の論理的な上り下りを日々，何度も何度も繰り返していくことで，少しずつ理論的な医療実践を行う実力がついていくのである。しかし，これをいきなり実践の場である医療現場でやろうとしても，最初はとても難しく，不可能であると言ってよい。なぜなら，研修医になったばかりの場合，目の前の患者の何が異常なのかの事実を見ることさえ難しいレベルだからね。

　したがって，現象している異常項目を並べ，それによってガイドラインや診断・治療マニュアルに沿った診断・治療を行うだけで精一杯になってしまう。もちろん，ガイドラインに基づいて目の前の患者に対して病気の診断・治療をしっかりと行うことは，医師としては最低限の責務であり，研修医としてはまずはその実力をしっかりとつけなければならないのは当然である。本来なら学生時代に理論的な実践方法論に沿って患者を診ていく訓練をしていかなければならないのだが，現在の医学部にはその教育課程がない。だから，研修医になったばかりでは，その場で病気の一般論から考えていくということを行う時間的，精神的な余裕なんてないだろうね。

しかし，君もこれから経験することになると思うけれど，患者の病気というのはいつもマニュアル通りに対処できるとは限らない。だからこそ，どんな病気の患者を目の前にしてもきちんと筋を通して病気を把握できる実力を，今からでも培っておかなければならないのだよ。つまり，理論的な実践方法論に基づいた診療を実際の医療現場でも行うことができるようにしていくというのが，今回行う症例検討の目的となる。

　では，Gさんの症例を振り返って，検討していくことにしよう。序章で説明した〔図1〕を使ってGさんの状態を把握していくことにしよう。まず，Gさんの〔図1〕における［Ⓑ］の状態，つまり受診した時のGさんの状態はどうだった？

研修医　はい。初診時は全身倦怠感の訴えがあり，問診で2日程度食事が摂れなかったということも分かりました。それから他覚所見では，血圧低下と黄疸がありました。黄疸は何らかの理由で，肝機能の一つであるビリルビンのグルクロン酸抱合が障害され，グルクロン酸抱合されていない間接ビリルビンが血液中に流れ出るか，肝臓の細胞内小器官や毛細胆管の破綻により，抱合されたビリルビンである直接ビリルビンが血中へ流出することによって，皮膚や眼球結膜が黄染されたものと判断しました。血液検査でT-Bil 7.2と上昇していることもそれを裏付けています。

　また発熱や全身倦怠感があり，AST，ALTが著明に高値で肝障害が生じていたこと，そして，初診時の血液検査でIgM-HA抗体が陽性であったことにより，急性A型肝炎の診断に至りました。

指導医　そうだったね。では，血圧低下はどのように捉えられるだろうか。

研修医　食欲不振から食事をあまり摂っていなかったようですので，脱水になっており，循環血漿量が低下していたのだと思います。後でよく聞いてみると，搬送される2日前は一日中，下痢が続いていたようですし。

指導医　では，なぜGさんは下痢が生じたか分かるかな。

研修医　急性肝炎の症状として，教科書には下痢とはあまり書かれていないような気がしますが……。

指導医　ではまず，君が教科書で学んだ急性A型肝炎について，簡単に言ってもらおうか。

研修医　はい。急性A型肝炎の患者を受け持ったので，『内科学書 改訂第8版』（小川聡 総編集，中山書店），『ハリソン内科学 第4版』（ダンL.ロンゴ他編，日本語版監修 福井次矢・黒川清，メディカル・サイエンス・インターナショナル）などを読みましたが，だいたい次のように書いてありました。

　「急性肝炎とは，主に肝炎ウイルスが原因で起こる急性のびまん性疾患で，黄疸，食欲不振，嘔気・嘔吐，全身倦怠感，発熱などの症状を呈する。肝炎ウイルスとしては，A，B，C，D，E型の5種類が確認されている。急性肝炎の予後は，一般に良好だが，急性肝炎患者の約1〜2％の患者は劇症化し，一度劇症化すると高率に死亡する」とのことでした。

　また「A型肝炎ウイルス（HAV）は，ピコルナウイルスに属し，エンテロウイルス72型とも呼ばれている。主な感染経路は経口感染で，肝臓で増殖したウイルスが胆汁，腸管より便中に排出され，これらの排泄物が下水道から河川に流れ，その生水やウイルスを摂取したカキなどの生貝を口に入れることにより，感染が成立する」などということも書いてありました。

指導医　教科書に書かれていることは代表的なことだからね。

教科書通りの症状が出るとも限らないし，教科書に書いていないことが生じることも時にはあるものだよ。下痢は一般的には体から早く病原体を排出する必要があるために起こるということがある。この症例では一つにはＡ型肝炎ウイルスを排出する働きということである。それとともに，この症例の下痢は，直接ビリルビンが胆汁として腸管に十分に分泌されないと，脂肪の吸収が低下することも関係してくる。

研修医　なるほど。

指導医　次に，Ｇさんの全身倦怠感はどう説明できるかな。

研修医　実はそれについてですが，肝障害の時に全身倦怠感が生じると必ず教科書に書いてありましたが，学生の頃から何となく疑問だったのです。肝障害の時にどうして全身倦怠感が生じるのか，あまり説明されていないので……。

指導医　それはなかなかよい疑問だね。肝臓という体全体からすれば部分的なモノが障害されたのに，なぜ全身的な症状として生じるか，しかもそれがなぜ，いわゆるだるさや疲労感などとして出現するかということだね。

研修医　そうです。

指導医　ここが最も重要なことなのだが，君がそれをしっかりと分かるためには，まず，肝臓の正常な生理構造が分からなければならない。

研修医　肝臓の正常な生理構造ですか……。やっぱり，肝炎の症例を考えるのにも，肝臓の正常な生理構造を見ることが必要なんですね。

指導医　もちろんだ。今君が見ようとしているのは，〔図１〕の［Ⓑ］の状態だ。つまり，Ｇさんは生理構造が歪んでしまっているわけであるが，Ｇさんの体の中の生理構造がどんな状態

になっているのかを，君は具体的にイメージできなければならない。あたかも体の中を透かして見えるように，である。しかしそのためには，Gさんが健康であった［Ⓐ］の状態での生理構造がしっかりと理解できなければならない。つまりGさんの場合は，肝臓を中心とした正常な生理構造が分かっていなければならないということになる。ではそもそも，肝臓とはどういう器官なのか。

研修医　教科書的には，肝臓にはいろいろな働きがあって……。
指導医　「いろいろな働きがあって……」では話にならない。明日までにきちんと調べてきなさい。
研修医　分かりました。

第3節　「肝臓とは何か」という肝臓の論理を問う

（1）教科書に記載されている肝臓の事実

こうしたやり取りの後，研修医は『ガイトン生理学　原著第11版』（原著者 Arthur C.Guyton, John E.Hall, 御手洗玄洋 総監訳, エルゼビア・ジャパン）などの教科書を読んで調べ，以下のようにまとめてきた。

> 　肝臓は三大栄養素，具体的には糖，蛋白質，脂質の代謝を行う。口から摂取した食物は胃と腸で消化される。炭水化物は単糖（グルコース，フルクトース，ガラクトース）まで分解され，蛋白質はアミノ酸やペプチドに分解され，腸上皮細胞から吸収される。それらの物質は門脈を通って肝臓に送られる。中性脂肪は脂肪酸とグリセリンに分解され，腸上皮細胞から吸収され，リンパ管

を通して脂肪細胞に蓄積される。

　肝臓に送られたグルコースは，一部グルコースの重合体であるグリコーゲンとして肝細胞に蓄積され，人間の活動の変化によるグルコースの必要に応じて，グリコーゲンが分解されてグルコースになって，肝細胞から血液中へと送られる。一方で，血糖値が低くなった時に，脂肪組織に蓄積されていたグリセロールや筋肉にあるアミノ酸やピルビン酸，乳酸からグルコースをつくる。これを糖新生という。

　アミノ酸は，肝臓でアミノ酸からアルブミン，凝固因子，コリンエステラーゼなどが合成されて全身へ供給される。また，肝臓でアミノ酸が分解され，分解産物であるアンモニアがさらにオルニチン回路によって尿素へ無毒化し，腎臓から尿として体外へ排泄される。

　脂肪酸とグリセリンからリン脂質，コレステロール，中性脂肪，胆汁酸が合成され，胆汁酸は胆管を通して消化管へ，他は血管を通して全身へ供給される。余分な中性脂肪は蓄積される。一方，脂肪の異化として β 酸化がある。中性脂肪からエネルギーを得るために，脂肪はまずグリセロールと脂肪酸に分解され，その脂肪酸は β 酸化によりアセチル CoA が生成されて，それがクエン酸回路に入って大量のエネルギーが産生できる。

　肝臓は三大栄養素（糖，蛋白質，脂質）以外の代謝にも関わっている。肝臓に最も多く貯蔵されるビタミンはビタミン A であるが，ビタミン D や B12 も大量に貯蔵される。その中でも，不活性型ビタミン D を水酸化することによって活性化型ビタミン D に変化させる。鉄

をアポフェリチンと結合させてフェリチンとして貯蔵する働きもある。

　また，薬物や毒素を解毒させる働きも持っている。脂溶性の薬物はそのままでは体外に排泄されないために，肝臓で脂溶性薬物を取り込み，水溶性物質に代謝し，胆汁中に排泄する。さらに，肝臓の重要な働きとして，ビリルビン代謝がある。古くなった赤血球は脾臓で破壊され，赤血球の中のヘモグロビンが水溶性である間接（非抱合型）ビリルビンとなって脾静脈に送られ，門脈を通って肝臓に送られる。肝臓でグルクロン酸抱合を受けて脂溶性である直接型（抱合型）ビリルビンとなって胆汁として胆管に排泄される。また，肝臓はステロイドホルモンなどの数種のホルモンを化学的に変性させるか，排泄させている。

　研修医が調べてきた以上の内容をふまえて，指導医と研修医のやり取りが続いた。

（2）教科書における肝臓に関する説明から疑問に思うこととは何か

指導医　ところで君は，今の肝臓の生理構造の説明で，生きて生活している人間の体の中で，肝臓がどのように働いているのかを，イメージできたかな？

研修医　正直，肝臓の働きは教科書に記載されているだけでもたくさんあり過ぎて……。いろいろと働いているんだなあ，ということくらいしか……。

指導医　それではどうしようもない。医師としてしっかりと，

患者の肝臓病を診断し，治療していくためには，正常の肝臓が，生きている人間の体の中でどのように働いているのか，そして外界との相互浸透の過程で，その肝臓の正常な生理構造がどのように歪み，それによって，人間の体全体にどのような状態がもたらされるのかということを，患者の事実から，自らのアタマの中に生き生きと像を描くことが，非常に大切なこととなる。

　昨日も言ったが，〔図１〕でいうと，正常な生理構造である[Ⓐ]が，外界との相互浸透によってその生理構造が歪んだ状態（[Ⓑ]）へと至っているので，[Ⓑ] の歪みが分かるためには，そもそも [Ⓐ] がどういう状態だったのかが分からなければならないということだったね。

研修医　それはそうでした。

指導医　君が教科書を調べてみて思ったように，確かに人間の肝臓の働きは多岐にわたっている。そして教科書には，それらの多岐にわたっている肝臓の働きが，それぞれ具体的に詳しく記載されているけれども，それぞれの働きの事実を単に並列に並べて記載しているに過ぎない。だから，君のように教科書を読んでみても，肝臓が人間の体の中で実際にどのように働いているのかを理解することが難しいということになる。ましてや，生きている人間の体の中で，肝臓がどのように働いているのかを，ありありとした具体的な形でアタマにイメージを描くことはとても困難だ。なぜなら，肝臓のたくさんの働きがどのようにつながっているのかということを，単に並べられた多くの事実の記載から読みとることが難しいからだ。しかしだからこそ，ここに論理が必要となってくるのである。

研修医　ええーっ？　だからこそその論理ですか。どういうことか全く分かりません。

指導医　それはそうだろう。それが少しでも理解できるように，これから説明していくことにしよう。

　「肝臓とは何か」の論理から，肝臓のそれぞれの働きを見ていくと，教科書では並列に並べられているに過ぎなかったそれぞれの働きが，その論理によってどんどんつながって，すっきりと理解し易くなる。なぜなら，教科書にたくさん書いてあった肝臓の様々な働きが，結局，論理的には肝臓の働きは一つなんだと思えてくるからである。生理学の教科書には，肝臓の働きは多岐にわたっており，一つにまとめることができないなどと書いてあるものもある。しかし，肝臓という，いわば独立している一つの臓器の働きが，まとめられないなどということはありえないのである。

　さらに，肝臓の生理構造が外界との相互浸透によって歪んだ状態である「肝臓病とは何か」の論理をふまえると，内科の肝疾患の項目でただ並べられているたくさんの肝疾患も理解し易くなるのである。なぜなら，教科書に並べられている肝疾患もまた，論理的には一つに収斂されるものなのだと分かるからだ。そうして見ていくと，Ｇさんの症例も理解し易くなるのだよ。そうは言っても君にはまだチンプンカンプンだろうから，今回は「肝臓とは何か」の論理がどういうものなのか，から説明していこう。

研修医　はい，お願いします。

第４節　生命の歴史から「肝臓とは何か」を説く

　以下，指導医と研修医のやり取りは続くのであるが，紙面の都合上，指導医が説いた内容のみを展開していくことにしたい。

さて研修医の皆さんは，「肝臓とは何か」と問われた時に，端的に答えることができるだろうか？　あるいは，今までの指導医と研修医のやり取りを読んできて，「この二人は一体何を言っているのだろうか？　ある本には，『肝臓は様々な働きを持つ生体の化学工場である』というように，端的に述べている記載があるではないか⁉」と思う読者がいるかもしれない。しかしこれは，論理的に措定された「肝臓とは何か」の論理と言えるものでは決してない。

　なぜならば，化学工場という言葉が表すところの意味としては，肝臓が様々な化学反応を行っているということを表現しているものと思われるが，様々な化学反応を行うというのは，何も肝臓だけに限ったことではないからである。例えば，消化管が行っている消化も化学反応そのものである。もっと言えば，人間の体の細胞のすべてが，細胞が細胞として生きていくために，自らに必要なエネルギーをつくり出すなどの化学反応を行っている。

　このように，「肝臓は様々な働きを持つ生体の化学工場である」という捉え方は，あくまで学生や一般の人々にイメージを描き易くさせるための，いわば比喩であって，これでは様々な働きの中身も分からず，また，肝臓が生きることにどのような役割を担っているのかも不明であり，論理的に措定された「肝臓とは何か」にはほど遠いものである。

　それでは，論理的に措定された「肝臓とは何か」ということは，いかなるものであろうか？　それを説くには，生命の歴史において，生命体に肝臓が形成されたその過程を見ていかなければならない。なぜなら，生命体において初めて肝臓が形成されたその過程にこそ，生命体にとって肝臓を形成しなければな

らなかった必然性が存在するからである。また，人間は生命の歴史において最も発展した形態であることから，人間の肝臓も生命体において初めて肝臓が誕生した時の肝臓よりも発展し，当然にその機能も複雑になっているために，人間の肝臓だけを見て，「肝臓とは何か」を規定することは困難だからでもある。

　生命の歴史については『看護のための「いのちの歴史」の物語』（本田克也・加藤幸信・浅野昌充・神庭純子著，現代社）に，また，肝臓の正常な生理構造については『看護の生理学（第2巻）』（薄井坦子・瀬江千史著，現代社）に説かれているので，詳しくはこれらの著書を参照してもらうこととして，肝臓に的を絞れば簡単には以下である。

　太陽の惑星として誕生した地球上に生命現象が生じる，さらにその生命現象から，膜が形成され，その膜につつまれた中で，「変化するけれども変化しない」という生命現象を維持し続けることとなった。これが単細胞生命体の誕生である。

　そして，この生命体は生き続けるためには，自らを生み出した地球と相互浸透し続けることが必要であった。すなわち，単細胞生命体は生きていくために，外界から必要なものを摂取し，摂取したものを自己化し，不要になったものを外界へ排出するということを行わなければならなかったのであり，これがすなわち，代謝と呼ばれる過程である。

　このように，生命体が生きているということは，代謝を行っているということであり，代謝を行うことで，変化するけれども変化しないという状態（この状態のことを生理学では恒常性という）を維持しているということである。

　さて，生命体とともに誕生した水が，生命体の増殖とともに

地球上で次第に増えていき，生命体は水が増えるという外界の変化に適応して，単細胞段階から，カイメン体段階，クラゲ段階へと進化していった。この過程については『看護のための「いのちの歴史」の物語』（前出）を参照してほしい。

　そして，生命体の進化の歴史の中で初めて肝臓が誕生したのは，クラゲ段階の次の魚類段階であった。さらに肝臓だけでなく，脳，心臓，腎臓などの，我々人間の体に存在する臓器のほとんどは，この魚類段階で初めて誕生したのである。

　それでは，このように魚類段階で各臓器が一気に誕生することになったのは，なぜなのだろうか？　それは一般的には，地球の変化に対応して生きていくために必要となったということであるが，具体的には，地表の水がさらに増え続けて海となり，海流が生じてきたため，その海流の中で生きていくために必要となったからである。すなわち，そのように激しい流れに抗して泳ぐためには，流れによって潰されない体と，流れに逆らって泳ぎきる運動能力が必要になったからであり，さらに，その運動能力を支えるための代謝も高度なレベルが要求されることとなったのである。

　つまり，魚類段階の生命体では，激しい運動をしなければ生きていけない地球環境の中で，生きていくために，激しい運動ができるための筋肉や骨といった運動器官が必要となったのであり，そのような激しい運動を行うために必要な物質と，そのような激しい運動を行うことができるような体を構成するために必要な物質を，運動器官へ供給する必要があったのである。

　さらに，魚類のエサとなる生命体を構成する成分もまた複雑なものへと発展しており，それらを取り入れて自らの体で利用できるようにするには，高度な代謝過程が必要となっていった

のであり，そのためには運動器官とは別に，このように複雑化した代謝を専門に行うための器官，すなわち代謝器官が必要となったのである。そして，代謝器官は運動や体の維持に必要な物質を供給するだけではなく，その結果生じてきた不要な物質を生きていくために処理していくことも重要な役割であった。

　このように，運動器官，代謝器官へと大きく分化してしまうと，その両者を一つの生命体として生き続けられるように，しっかりと統括することが当然に必要となり，そのための統括器官の誕生も必然だったのである。

　今回，俎上に載せている肝臓は，胃腸や腎臓と同様に代謝器官の一つとして誕生したのである。では代謝器官の中で，肝臓はどのような役割を果たすものとして誕生したのであろうか。魚類における代謝の過程を，少し詳しく見ていくことにしよう。

　まず魚類が口からエサとして取り込んだ物質は，消化吸収器官により体内へ吸収される。つまり魚類は，エサとして自らとは異なる生命体を丸ごと飲み込むのであり，そのエサとなった，魚類とは異なる生命体の複雑な構造は，生命体に共通な成分まで胃腸系で分解されることによって，ようやく吸収されるのである。さらにようやく吸収された成分も，すぐにそのまま利用できるわけではなく，その時々に魚類自らが生きていくのに必要な成分へとつくり変えなければならないし，余分なものは排出しなければならない。

　すなわち，魚類は運動器官を使って激しい運動を行っているため，運動器官を構成する細胞が生き続けて，運動器官としての機能をしっかりと働かせることができるようにするための物質を，その運動の状態に応じて，必要なものを必要量つくり出して供給する必要がある。またそのために働く代謝器官の細胞

も生き続けられるように，必要なものを必要量供給しなければならない。さらには，運動器官や代謝器官が働くことによってできた老廃物のうち不要なものは，排泄するか，全身の細胞に悪影響を及ぼすことのないように無害なものへとつくり変えていかなければならない。

このように，激しい運動をしながら生き続けることによって，刻一刻と変化する魚類の体の内部の環境を，すべての細胞が生き続けられるように維持すること，すなわち，内部環境の恒常性を維持することが要求されているのである。この内部環境の維持のために大きな役割を果たしているのが，肝臓と腎臓である。すなわち，その時々の必要な物質と不要な物質を選別し，必要なものを保持し，不要なものを排泄しているのが腎臓であり，その時々の体の状況に見合ったものにつくり変える，つまり必要に応じた物質の合成・分解をしているのが肝臓である。

このように，魚類段階の生命体は，より強烈な運動形態を維持できるような構造へと発展しなければならなかったのであり，エサとして摂取した物質や体内で産生された老廃物などの物質を，自らが生きていく必要性に応じてつくり変える過程，すなわち合成・分解する実力が，クラゲ段階とは比べものにならないくらいに必要になったからこそ，肝臓が誕生しなければならなかったのである。

要するに，魚類段階において，生命体の代謝における自己化の過程のうち，自らが生きていくために，その時々の自らの体の必要性に応じて，体内の物質をつくり変える（合成・分解する）という働きを担う器官として形成されることとなったものが，肝臓だったのである。つまり肝臓は，自己化の過程において，要となる器官として形成されたのである。

第5節 「肝臓とは何か」の論理から
　　　肝臓の事実の構造を考える

　以上のように,「生命の歴史」を遡ることにより,魚類段階において肝臓が形成されなければならなかった必然性を理解することができる。すなわち肝臓とは,生きていくために,その時々の体の必要性に応じて,体内の物質をつくり変える（合成・分解する）器官であると措定することができたのである。
　では,このように措定した「肝臓とは何か」の論理を導きの糸にして,先程の教科書に記載されている人間の肝臓の事実を捉え返すとどのようになるだろうか？　例えば,先程教科書のまとめとして,次のように記した。

　「肝臓に送られたグルコースは,一部グルコースの重合体であるグリコーゲンとして肝細胞に蓄積され,人間の活動の変化によるグルコースの必要に応じて,グリコーゲンが分解されてグルコースになって,肝細胞から血液中へと送られる。一方で,血糖値が低くなった時に,脂肪組織に蓄積されていたグリセロールや筋肉にあるアミノ酸やピルビン酸,乳酸からグルコースをつくる。これを糖新生という。アミノ酸は,肝臓でアミノ酸からアルブミン,凝固因子,コリンエステラーゼなどが合成されて全身へ供給される。また,肝臓でアミノ酸が分解され,分解産物であるアンモニアがさらにオルニチン回路によって尿素へ無毒化し,腎臓から尿として体外へ排泄される。」

　このように,三大栄養素である糖,脂質,蛋白質は,肝臓に

おいてその時々の体の必要性に応じてつくり変えられていることが分かる。さらに，三大栄養素以外の物質，例えばビタミンもそのまま体で使用されるのではなく，肝臓で不活性型ビタミンＤが水酸化して活性型ビタミンＤへとつくり変えられて，体で使用できる形にしている。教科書においては単に並べて記載されていた肝臓の働きの事実を，そもそも「肝臓とは何か」の論理を導きの糸として一つ一つ見ていくと，「肝臓で行われているそれぞれの働きというのは，要するに様々な物質を，体の必要に応じてその時々の体に見合った物質へとつくり変えていると確かに言えるな」と理解できてくるだろう。

　つまり三大栄養素については，肝臓はその時々の体の必要性に応じて，体全体に供給するためにつくったり，また，貯蔵し易い形につくり変えて貯蔵したりして，体全体のエネルギーの供給が常に過不足なく行えるようにしている。

　三大栄養素以外の物質においては，肝臓はその時々の体の必要性に応じて様々な物質を活性化させたり，不活化させたり，無毒化したりしている。このような一つ一つの事実は千差万別に見えるかもしれないが，それらの共通性として，利用するものを合成・分解したりしてつくり変え，余分なものは貯蔵しやすい形につくり変えて貯蔵し，さらに毒性が高い物質については体に影響がないものにつくり変えている。

　つまり，肝臓は，その時々の体の必要性に応じて物質をつくり変えている（合成・分解している）と言うことができるのである。これらの過程を一般的に捉えれば，生きるために恒常性を維持しようとする働きであると言えるのである。

　以上，「生命の歴史」において，なぜ魚類段階で肝臓が誕生しなければならなかったのかの必然性を辿っていくことによっ

て，「肝臓とは何か」の論理を措定し，その論理から人間において解明されている肝臓の事実を再度見ていくことにより，その論理が正しいことを研修医の皆さんに理解してもらうべく説いてきた。

　実はこの「肝臓とは何か」の論理で，人間の肝臓の事実をすべて説明できるのは当然のことなのである。なぜなら「肝臓とは何か」の論理は，人間において究明されている肝臓の事実という事実をもふまえた上で，導き出したものだからである。これは学問体系の構築過程に関わることなので，ここでは詳しく説くことはしないが，簡単には以下である。

　「肝臓とは何か」の論理は，肝臓に関わるあらゆる事実（これは主に人間においてのみ詳細に究明されている）を正面に据えて導き出すものである。しかし，その事実の構造に立ち入り，さらにその論理性を導き出していこうとすると，決定的に欠落しているものがある。

　それは，なぜ肝臓は生命体において誕生しなければならなかったのかの，肝臓の生成・発展の問題である。これは，人間の肝臓の事実だけをいくら詳しく調べても答は出ないのであり，生命体において肝臓が誕生した魚類の段階まで「生命の歴史」を遡り，その必然性を究明する以外には不可能なのである。

　このように，人間の肝臓の事実を正面に据えた上で，「生命の歴史」における肝臓誕生の必然性を明らかにしたからこそ，「肝臓とは何か」の論理が措定されたのであり，このような過程を経て導き出された論理が，人間の肝臓のすべての事実を説明できるのは理論上当然なのである。

第6節　「肝臓とは何か」の論理をふまえて
　　　人間の肝臓の特殊性を把握する

　では次に，生命体の中でも人間の肝臓には，どのような特殊性があるのかを見ていこう。なぜこれを問うのかと言えば，人間の肝臓の病気を理解するためには，人間の肝臓の特殊性を理解することが重要だからである。

　まず，人間以外の他の動物を考えてみよう。人間以外の動物は，エサを摂るにしても運動するにしても睡眠をとるにしても，それらの動物の本能に従って行っている。すなわち，人間以外の動物の場合には，本能によって脳による統括が行われ，本能によってエサを摂り，本能によって運動している。肝臓自体もその動物の本能に従って，必要に応じて物質をつくり変えている。これはどういうことかというと，内部環境も本能の枠から大きく逸脱するほどには変動しないということである。したがって，肝臓自体も本能によって形成されてきた肝臓の実力の範囲内で，その動物が生きていくための，肝臓としての働きを行っているということなのである。

　例えばサルであれば，サルとして誕生し，サルとして成長していくためのエサの摂取・運動・睡眠を，サルとしての本能によって行っている。その中でサルの肝臓も，サルとしてのエサの摂取・運動・睡眠ができるように日々働き，サルの肝臓として成長していく。そして大人のサルになって，年老いて死ぬまで，本能によってサルとしてのエサの摂取・運動・睡眠を日々行っていく中で，肝臓も本能に従ってサルの活動に見合った働きをし，サルとしての一生が尽きるまで，肝臓の働きが本能の

枠をはみ出すことはない。

　それに対して，我々人間の場合はどうだろうか。人間は，サルから発展した過程で本能が薄れていき，脳の働きとして形成される認識によって統括される存在である。すなわち，人間の認識というものは，本能とは異なり，その人が誕生してからその人が生きて生活する社会の中で育てられる過程で，個性的につくられていくものなのである。したがって，人間の場合には個性的につくられる認識というものに統括されるだけに，必要な時に必要な質や量の食事を摂るとも限らず，必要な時に必要な質や量の運動を行うとも限らず，必要な時に必要な質や量の睡眠をとるとも限らないのである。

　このため，人間の体の内部環境は，その人なりの生活に左右され，本能によって生きている他の動物以上に大きく変化することもあれば，あまり変化をしないこともある。したがって，どんな内部環境の変化に対しても恒常性を維持する働きを持つ肝臓も，本来の実力以上に働かされることもあれば，あまり働かないで済むようなこともあり，人それぞれの時々の状況に応じて様々な幅をもって働かされることとなる。

　同時に，人間の体全体は，その人の認識に規定された食事・運動・睡眠によって日々つくられていくのであるから，当然に肝臓自体も肝臓としての一般性を持ちながらも，日々つくられ続ける肝臓の実体の実力によって，物質をつくり変える機能の実力が規定されていくのである。

　すなわち人間の場合には，誕生してから，育てられ，また育ったその認識によって，食事・運動・睡眠といった生活を日々行い，人間の一生として成長し，成熟し，衰えていくのであるから，肝臓も当然に，人それぞれ個別性のある食事・運動・睡

眠によって，肝臓自らも日々つくりつくられ，その機能も成長し，成熟し，衰えていくこととなる。このため，肝臓の成長・成熟・衰えの仕方もまた，「肝臓とは何か」の論理性は把持しながらも，その実力は個別性を持つものとなっていく。

　この人間の肝臓における実力の違いの過程を分かり易く図で表すと，〔図4〕のようになる。

　〔図4〕について少し説明すると，このグラフの横軸は時間であり，右に向かって誕生から死ぬまでの時間の経過を示している。縦軸は体の必要に応じて物質をつくり変える肝臓の実力の大きさであり，上に向かうほど肝臓の実力が大きいこと，すなわち，体の必要性に応じて物質をつくり変える力が大きいことを示している。

　〔図4〕を見てもらうと分かるように，サルの肝臓の実力は環境の違いにより，多少の差はあるとしても，概ね同じような

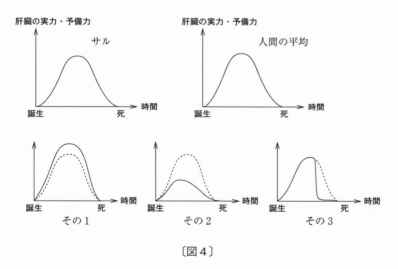

〔図4〕

正規分布図となる。すなわちサルは，赤ちゃんザルとして誕生してから大人のサルへと成長するにつれて，肝臓の実力も成長していき，成熟したサルとなって，肝臓の実力もピークを迎え，次第に年老いていくとともに，肝臓の実力も次第に衰えていき，やがて死に至るのである。

これに対して人間は，人間全体として平均化すれば，サルと同じような正規分布図を描くことができるのではあるが，個人を見ていくと，人それぞれである。例えば〈その１〉のように，肝臓の実力が平均以上のアスリートのような人もいれば，〈その２〉のように，生まれてからずっと肝臓自体が虚弱な実力で一生を終えてしまう人もいれば，〈その３〉のように，途中までは平均的だったけれども，ある時に急激に肝臓を悪くして肝臓の実力が衰えてしまう人など，そのバリエーションは数えあげたらキリがないのである。

このように，人間の肝臓の特殊性としては，人間がその人なりの個性的な認識によって営まれる生活をしているために，内部環境が本能の範囲以上に変動することがあるが，どのような状態でも肝臓は内部環境の恒常性を維持するために，その変動に応じて働かなくてはならない。

つまり人間は，肝臓が過度に働かされ易い状態に置かれる可能性があるということであり，しかも，その人の肝臓はその人のそれまでの育ち方，生活の仕方によっても，肝臓の実体としての実力が規定されるということである。

だからこそ，肝臓病の症例を検討する時には，〔図１〕の正常な生理構造である［Ⓐ］から歪んだ状態である［Ⓑ］へと至った過程を見るために，その人が育ってきて［Ⓐ］に至った過程をしっかりと把握し，その人の［Ⓐ］の状態がどのような状態

であり，どのような実力を持った肝臓であったのかということを把握することが大切なのである。

第7節 「肝臓病とは何か」の論理を問う

（1）教科書における肝臓病の目次を見る

　前節では，生命体にとって「肝臓とは何か」の論理から，さらに人間にとっての肝臓の特殊性について説いてきた。ここをふまえて，ようやく人間にとって「肝臓病とは何か」の論理について入っていくことになる。

　ここで研修医の皆さんの中には，「肝臓病については，すでに詳しく記載された教科書がたくさんあって，何も困っていないのに‼　何か問題があるの？」「そもそも肝臓病とは何かということを問う必要なんてあるの？」と思う人がいるかもしれない。

　確かに，現在の内科学の教科書には，それぞれの肝疾患についての，原因や症状や病態など，たくさんの具体的な事実が記載されている。例えばということで，有名な内科学の教科書の一つである『ハリソン内科学 第4版』（前出）を開いてみると，肝・胆道疾患部分の目次は，以下のようになっている。

> PART14　SECTION 2　肝・胆道疾患
> 　301　肝疾患患者へのアプローチ
> 　302　肝機能の評価
> 　303　高ビリルビン血症
> 　304　急性ウイルス性肝炎
> 　305　中毒性および薬物性肝炎

　まずは研修医の皆さんも，この目次を初心に返ってゆっくりと眺めてもらいたい。その上で，皆さんにこの目次をどう思っただろうかと問えば，「えっ！　この目次のどこが問題なのですか？」という声が聞こえてきそうである。

　結論から述べるならば，生理学の教科書に「肝臓とは何か」の論理がなかったように，残念ながら，ここにも「肝臓病とは何か」の論理がないのである。したがって，目次として挙げられているそれぞれの肝疾患についても，それぞれが単に並列に並べられて記載されているだけで，論理的・理論的な並べ方にはなっていないのである。

　どういうことかというと，それぞれの項目は論理的なレベルがバラバラであるにもかかわらず，同じレベルのものとして並べられているということである。例えば「急性ウイルス性肝炎」「アルコール性肝炎」といった肝疾患の項目と，「肝移植」という肝疾患の治療方法の一つのものが，同じレベルのものとして並列に並べられている。

　さらに，経過による分類と原因による分類がごちゃ混ぜになって，並列に並べられている。例えば，「急性ウイルス性肝炎」「慢性肝炎」「肝硬変およびその合併症」となっているが，本来ならばここは，「急性肝炎」「慢性肝炎」「肝硬変」となるべき

である。なぜならば「急性ウイルス性肝炎」というのは,「急性肝炎」の中の原因で分類された項目の一つに過ぎないからである。

　これでは,頻度の高い肝疾患から並べてみたとか,思いついた順番から並べたとしか思えないような,論理性の全くない目次立てと言わざるをえない。このように言うと,「たまたま『ハリソン内科学　第4版』(前出)がこのような構成になっているだけなのでは?」との反論が出るかもしれないが,残念ながら,他の教科書も大差がないのが現実である。例えば,『内科學　第10版』(矢崎義雄 総編集,朝倉書店)の肝・胆道の部分を示してみよう。

　以上のように，項目の分け方には違いがあるものの，ここに
もやはり「肝臓病とは何か」の論理がなく，したがって，それ
ぞれの項目にも論理性が全くない結果となっている。すなわち，
それぞれの項目の論理のレベルがバラバラであって，例えば，
経過による分類と原因による分類とがごちゃ混ぜになって並べ
られているという点なども，基本的には『ハリソン内科学　第
4版』（前出）の目次と何ら変わりがない。

　（2）肝臓病とは何か
　では，教科書における肝臓病の目次に論理性がないというこ
とが，なぜ問題なのかというと，論理性のないこれらの教科書
ではそれぞれの疾患を理解するのが困難だからである。
　もちろん，医師となり医療現場に出て患者を目の前にして診

療を行っていくと，少しずつそれらの病気の像が膨らみ厚くなっていって，教科書では単に並列に並べられているに過ぎない項目であっても理解し易くなってはくる。しかし，やはりこのような教科書での学びでは，一般論からの筋を通した（論理的な）理解には程遠いものになり，医師としてのアタマの働かせ方が筋の通ったものとはならず，その結果，医師としての実力がなかなかついていかないことになってしまうのである。

研修医の皆さんの中にも，自分が肝臓病の患者を受け持って，例えば，慢性的に進行する薬物性の肝障害について教科書で調べようとした時に，慢性肝炎の項目を見た方がよいのか，あるいは薬物性肝炎についての項目を見た方がよいのか迷ったり，分からなかったりして，結局，後ろの索引で調べたり……というようなことはなかっただろうか？

先程引用した『ハリソン内科学 第4版』（前出）や『内科學 第10版』（前出）では，慢性肝炎にしても薬物性肝炎にしても項目が単に並べられているだけであり，どちらの項目にも取りあげられていたりしていて，結局，両方見なければならないということがよくある。実はこれこそが，これらの教科書に論理性がないことの証左なのである。

では，「肝臓病とは何か」の論理を提示し，そこから論理的・理論的に説くと，どのようになるのであろうか？　さらに，論理的・理論的に説かれた教科書を学んだ場合，肝疾患はどのように理解し易くなるのだろうか？

序章にも示した通り，病気の一般論は，「病気とは，人間の正常な生理構造が，外界との相互浸透の過程において，徐々にあるいは急激に量質転化して，歪んだ状態になったもの」である。この病気の一般論をふまえるならば，肝臓病とは，一般的

には，正常な肝臓の生理構造が，外界との相互浸透によって歪んだ状態になったものということになる。

　次に，その構造にもう少し立ち入るために，これまで説いてきた「肝臓とは何か」の論理から，その生理構造を捉え返してみよう。

　肝臓とは，生きていくために，体の必要性に応じて物質をつくり変えている器官であるから，肝臓病とは，生きていくための，体の必要性に応じて物質をつくり変えるという働きに歪みをきたしてきている状態である。それはすなわち，体の必要性に応じて，物質をその時々の体に見合った物質へとつくり変えることができなくなっていく過程のことである。

　このように説くと，「それはおかしいのではないですか？この規定では，肝不全に至ったものだけが，肝臓病だと規定しているように思えるのですが。肝臓病といっても，肝不全にまで至るとは限らないのではないですか？　だいたい，今回の症例として提示されている急性Ａ型肝炎だって肝臓病の一つだと思いますが，症例のＧさんは，肝不全にならずに改善しているではないですか！」という反論が挙がるだろう。確かに，事実レベルでは，様々な肝疾患と診断される患者のすべてが肝不全に至るわけではないし，肝不全に至らずに軽快していく患者の方が圧倒的に多い。

　しかし，この「肝臓病とは何か」という規定は，事実のレベルではなく，論理のレベルの規定なのである。すなわち，「肝臓病とは何か」の規定は，肝臓の正常な生理構造が外界との相互浸透によって歪んだ，その完成形態を正面に据えて，なおかつ当然に，そこへと至る過程も含んでいるということである。

　例えば，症例患者Ｇのような急性Ａ型肝炎も，アルコール

性肝障害などもすべて，肝臓の正常な生理構造が歪み切ってしまえば，最終的には肝不全に至るのであり，事実レベルで様々な段階の肝障害を示す肝臓病は，この肝不全の状態に至る過程と捉えられるのである。

　すなわち，「肝臓病とは，体の必要性に応じて物質をつくり変える働きに歪みをきたし，体の必要性に応じて，物質をその時々の体に見合った物質へとつくり変えることができなくなった状態へと至る過程」と規定されるのである。

　つまり，教科書に記載されている様々な肝疾患はすべて，この肝臓病の概念規定に含まれているものであり，その歪み方や歪む原因には様々あり，その歪み方や歪む原因によって様々な疾患名がつけられているが，論理的には肝臓病は一つであると理解することができるのである。

　ここを今回の症例で考えてみると，患者Gの急性A型肝炎は，肝不全にまでは至っていなかったけれども，外界との相互浸透により，肝臓の正常な生理構造である，体の必要性に応じて物質をつくり変える働きに歪みをきたした状態であったことは確かである。そして，その歪み方は急性であり，その原因となったのは，HAV（A型肝炎ウイルス）であったと捉えることができる。そして，患者Gは無事に軽快したものの，重症化する可能性は十分にあったのであり，最悪の場合には肝不全に至った可能性も考えられた。このように，患者Gの急性A型肝炎も肝不全へと至る過程に過ぎないと言えるのである。

　（3）肝臓系の病気についての論理的・理論的な目次を示す
　では，「肝臓病とは何か」の論理を提示した上で，次に，様々な肝疾患を論理的・理論的に説くとどのようになるだろうか？

これを説くためには，「肝臓とは何か」の論理をふまえて，生きて生活している人間の肝臓の生理構造に分け入る必要がある。詳しくは『看護の生理学（第2巻）』（薄井坦子・瀬江千史著，現代社）を読んでもらうとして，簡単には以下である。

　肝臓は右上腹部に位置しており，二重の血管支配を受けている。一つは血流のうちの約20％を占める血管であり，肝臓そのものを栄養するために多くの酸素を含んだ血液が流れる栄養血管である肝動脈である。もう一つは胃，小腸，膵臓，脾臓から運ばれてくる栄養に富んだ血液が流れる，肝臓が肝臓としての働きを行うための機能血管である門脈である。

　そして，肝臓を構成する細胞の大部分は肝細胞であり，この肝細胞が肝臓の働きである，物質を必要に応じてつくり変えるという働きを主に担っている。この肝細胞は肝小葉という単位を形成して整然と配列しており，その列の隙間（類洞）を血液が流れ，肝細胞によってつくり変えられた物質はそれらの血液により運ばれて静脈へと流れる。この他にも肝臓内でつくり変えられた物質の一部には，胆管へと流れ込み胆汁として腸管内に排出されるものや，リンパ管に排出されるものもある。

　肝臓病は，肝臓のこのような正常な生理構造が歪んでしまったものであるから，この正常な生理構造のどの部分がどのように歪んでしまったのかという観点から見ていくこととなる。それは，以下のようになる。

　まず，肝臓における血管，血流の障害が挙げられる。Budd-Chiari症候群やうっ血肝などである。次に，肝臓の機能の主役である肝細胞の障害である。原因としては，ウイルス性以外にもアルコール性，薬剤性，自己免疫性，先天的な異常によるWilson病などの代謝異常や腫瘍がある。さらに，胆汁の排泄

の異常による障害である。

　ここで説いたように，肝臓でその時の体の必要性に応じてつくり変えられた物質は，一部は血管，一部は胆道系を通して体に送られることをふまえれば，肝臓は肝臓だけではなく，つながり（系）を持った肝臓系として捉えられることは，解剖・生理をしっかり学んできた研修医の皆さんには理解できると思う。

　したがって「肝臓系の病気の論理」は，「体の必要性に応じて物質をつくり変える働きに歪みをきたし，体の必要性に応じて，物質をその時々の体に見合った物質へとつくり変えて体に送ることができなくなった状態へと至る過程」であると捉えることができる。

　以上をふまえて，皆さんが学ぶべき教科書として論理的・理論的な目次を作成すると，以下のようになる。

〈1〉総論
　　（1）肝臓系とは何か
　　（2）肝臓系の正常な構造と機能
　　（3）肝臓系の病気とは何か
　　（4）肝臓系の病気の病態
　　（5）肝臓系の病気の診断
　　（6）肝臓系の病気の治療
〈2〉各論
　　（1）経過による分類
　　　　① 劇症の肝臓系の障害
　　　　② 急性の肝臓系の障害
　　　　③ 亜急性の肝臓系の障害
　　　　④ 慢性の肝臓系の障害

（2）原因による分類
　　① 血管，血流の障害
　　　　静脈閉塞疾患，Budd-Chiari 症候群，
　　　　うっ血肝，門脈血栓症，など
　　② 肝細胞の障害
　　　1. 先天性の代謝異常
　　　2. アルコール性
　　　3. 薬物性
　　　4. 自己免疫性
　　　5. 感染性（ウイルス性，細菌性）
　　　6. 腫瘍性
　　③ 胆汁排泄の障害
　　　1. 先天性の胆道形成異常（胆道閉鎖症など）
　　　2. 閉塞性

　いかがであろうか？　前出の二つの教科書の目次との違いが分かるだろうか？
　では，このように論理的・理論的に並べられた目次に沿って，肝臓系の病気を学んでいくとどうなるのかを見ていこう。まず総論で，「肝臓系とは何か」をふまえて肝臓系の正常な生理構造を学び，次に，その生理構造を理解した上で，「肝臓系の病気とは何か」の論理，すなわち肝臓系が病むとはいかなることかを一般的に学び，さらにそこから，肝臓系の病気の病態を理解し，その上で肝臓系の病気の診断および治療について一般的に理解することができる。そして，このように肝臓系の病気を一般的に理解してから各論において，まず肝臓系の病気が辿る経過の分類のところで，それぞれの経過ごとの一般的な病態を

理解し，その上で，その原因の分類の項目を肝臓の生理構造に沿って学ぶということになる。

(4) 肝臓系の病気について論理的・理論的に学ぶとは どういうことか

　以上，肝臓系の病気について論理的・理論的な目次を示したが，このように学んでいくと肝臓系の病気についてどれだけ理解し易くなるのか，すなわち，どれほどアタマの中が整っていくのかということを，今回の症例である急性Ａ型ウイルス性肝炎を例にとって，具体的に説明していこう。

　〈1〉総論の部分では，まずこれまで説いてきた，そもそも「肝臓系とは何か」の論理をふまえることになる。すなわち，「肝臓系とは，生きていくために，その時々の体の必要性に応じて，体内の物質をつくり変えて（合成・分解して）体に送る器官系である」ということを理解することである。

　それから，人間の正常な肝臓系の生理構造を具体的に理解していくことになるが，ここで大事なことは，人間の場合は，本能に加えて認識によって生理構造が統括されるために，肝臓系の実力に個別性が生じてくるということである。これこそが人間が肝臓系の病気へと至る過程を考える時に重要なことであるから，ここをしっかりと理解した上で，次に「肝臓系の病気とは何か」の論理を学ぶ。

　すなわち，「肝臓系の病気とは，生きていくための，物質をつくり変えて体に送るという働きに歪みをきたしてきている状態であり，それはすなわち，体の必要性に応じて，物質をその時々の体に見合ったものにつくり変えて体に送ることができなくなっていく過程」であるということを学び，それは生きてい

る人間の生理構造として，どのように歪んでいくことなのかを，具体的に理解していくことである。

　そして，このような肝臓系の病気の病態を学んだ上で，では，肝臓系の病気を診断するにはどうしたらよいのか，さらに，正常な生理構造が歪んだ状態である肝臓系の病気の状態をできる限り正常な生理構造へ戻していく，治療について学んでいくのである。

　以上のように〈1〉総論をしっかり学んだ上で，〈2〉各論で，「経過による分類」および「原因による分類」の内容を学んでいくことになる。

　この二つの分類に分けて捉えると，例えば原因が何であれ，急性の経過で起こっている肝臓系の障害では，黄疸や食欲不振などの急性の肝臓系の障害として共通する所見が出現し，治療も，安静，食事療法などの，ある程度共通の治療が必要となる。したがって，これらを「急性の肝臓系の障害」として，大まかに理解することができる。

　その上で，肝臓系の病気の原因の部分を見ていくと，原因がウイルス性の場合は，肝臓系の正常な生理構造のうち，体の必要に応じて物質をつくり変えている場である肝細胞自体が，ウイルス感染とそれにより生じた炎症反応によって障害されている病態であると理解できる。

　そして，急性A型肝炎を，例えば急性の薬剤性肝炎と比較した場合，急性に経過した肝炎として，また，肝細胞そのものが障害された病態として，同じような症状を示し，同じような治療を行うという共通性があることを理解できる。さらに，原因がウイルスと薬剤とで異なるために違う部分もあるということが理解できる。しかしよく見ていくと，急性A型肝炎と急

性の薬剤性肝炎では，急性肝炎としての，また，肝細胞が障害された病態としての共通性の方が，異なる面よりも多いことが分かってくるのである。

このように，急性肝炎とはこういう病態，肝細胞が障害された病態とはこういうものという大項目で示された中身，すなわち，様々な肝臓系の病気に共通である一般性レベルの病態を理解すれば，その後は，その中の小項目で示された中身，すなわち肝臓系の病気の特殊性レベルの，例えば急性 A 型肝炎に特有の病態や，急性の薬剤性肝炎に特有の病態を，それぞれ理解するだけでよいのである。これは，他の項目の部分についても同様である。

ここでは論理的・理論的につくり変えた目次について，一つ一つを詳しく言及するための紙面の余裕はないが，先程示したように，論理的・理論的に肝臓系の病気を学んでいくと，それぞれの肝臓病がつながった，筋の通ったものとして理解していくことができるのである。

医学生が試験に臨むにあたっても，単に並べられたそれぞれの肝臓系の病気を，何の脈絡もなくただひたすら覚えていくという方法よりも，はるかに簡単で効率的に覚えることができるだけでなく，アタマの中に肝臓系の病気が筋の通ったものとして定着していくので，覚えた内容も忘れにくいのである。

第8節 「肝臓病とは何か」の論理をふまえて
患者の病態の構造を見ていく

(1) 一般論をふまえて
患者の生理構造が歪んだ状態の構造を見ていこう

　では次に，これまで提示してきた「肝臓系とは何か」「肝臓系の病気とは何か」の論理を導きの糸として，患者Gの症例を説いていく。

　指導医と研修医の間で次のような対話があった。今回は急性肝炎の症例なので，以下の対話は研修医に分かり易いように，肝臓系としてではなく肝臓に的を絞ってのものとなっている。

指導医　今まで，「肝臓とは何か」「肝臓病とは何か」の論理を説いてきたけれども，君は理解できたかな？

研修医　はい，と言いたいところですが……難しいと思いました。

　ただ，「肝臓とは何か」のところで，「肝臓とは，生きていくために，その時々の体の必要性に応じて，体内の物質をつくり変える（合成・分解する）器官である」という，肝臓の論理を先生に教えていただいてから，改めて肝臓の具体的な機能について考えてみると，「あぁ，言われてみると確かに，肝臓にはいろいろな働きがあるけれど，それらはすべて体の必要性に応じて，体内の物質を合成したり分解したりする働きとして捉えることができるのだなぁ」と思いました。

　そうすると何となくですが，肝臓について，以前よりもまとまったイメージを描き易くなったように思います。

指導医　そうか，それはよかった。

研修医　でも……。肝臓病の学び方についてなのですが……。先生に先程，論理的・理論的に並べられた，学び易い目次というものを示していただきました。今までそれぞれの肝疾患をバラバラに覚えていただけだったのですが，確かに先生の示されたように学んでいったなら，決してバラバラの病気ではなく，すべて同じ肝臓病ということでつながっているのだと思いました。そして，そうやって学んでいくと分かり易いと思いましたし，無駄なく覚えられそうだと思いました。

　でも，先生が示されたような内科学の教科書は，今のところ存在しないのですよね？　僕達が手にすることができるのは，やはり『ハリソン内科学　第4版』（前出）などしかないのですから，そういう状況の中で僕達はどう学んでいったらいいのかなぁ？　と疑問に思いました。

指導医　そうだね。確かに今のところ，論理的・理論的に学べる内科学の教科書というものは存在しない。そういう教科書があれば，その教科書に学び方を導いてもらえるけれども……。しかし，そのような教科書がない以上，大事なことは，正常な生理構造から論理的・理論的に考えていく努力を積み重ねていくことだ。

　これは，既存の『ハリソン内科学　第4版』（前出）などで，事実を事実として理解しながら，その事実を自分のアタマの中で論理的・理論的に把握し直すことが必要になってくる，ということだね。

研修医　自分でやっていかなければならないのですか⁉　それはちょっと，無理というか……。

指導医　確かに，最初のうちは自力で学ぶということは難しい

だろうから，これからも折に触れて，一般論から論理的・理論的に学ぶということも説明していくとしよう。

　これまでそういう学び方をしていないだけに難しいことではあるけれど，がんばって理解しようと努めながら何度も何度も繰り返していくと，肝臓病に限らず，どんな病態の症例でも，論理的には同じ方法で学ぶことができると分かるようになってくるはずだよ。

研修医　そうか。今はよく分からなくても，何度も何度も続けていくうちに分かっていくものなのですね。先生，これからもよろしくお願いします。

指導医　それでは，これまでの「肝臓とは何か」「肝臓病とは何か」の論理をふまえて，症例を見ていくこととしよう。

　　（2）肝炎による「全身倦怠感」の構造を説く

　本症例の事実をふまえて，指導医と研修医の間で次のようなやり取りが続いた。

指導医　〔図1〕の［Ⓑ］の部分の説明がまだ途中だったのだが，［Ⓑ］の状態を見ていくための大前提としての一般論を学んできたのだね。では，もう一度学んできた一般論をふまえながら，Ｇさんの［Ⓑ］の状態では，正常な生理構造がどのように歪んでいるのかということを見ていくことにしよう。

　まず，先に提示されているＧさんの事実を一つ一つ追っていこう。

研修医　はい。Ｇさんは7月14日に生の貝を食べ，その翌日の7月15日から微熱・全身倦怠感・食欲不振の症状が出現しました。その後の5日間は，食欲不振と下痢が持続し，7月20日の

初診時には血圧低下（70/50mmHg）を認め，自力で動けないほどになったために救急搬送されました。

　搬送された病院での他覚所見としては，眼球結膜黄染，皮膚黄染があり，肝機能検査ではビリルビンだけではなく，ASTやALTなどの検査項目が著明に上昇しています。WBCやCRPは軽度の上昇があり，リンパ球優位であることから，ウイルス感染が示唆されていると思われます。IgM-HA抗体陽性。腹部エコーでは脂肪肝を認めています。

指導医　そうだね。では次に，それらの事実をもとにして，Gさんの体の生理構造がどのようになっていたのか，つまり［Ⓑ］の状態である，生理構造の歪みがどのようなものだったのかということについて考えていこう。

研修医　はい。経過を見れば，7月14日に食べた生の貝にHAV（A型肝炎ウイルス）が存在し，それを食べたことにより，HAVが体内に侵入し，いわゆる前駆症状と言われる風邪に似た症状（微熱・全身倦怠感・食欲不振）が出現したと言えると思います。

指導医　そうだね。そしてその後の5日の間に，HAVは肝細胞に感染し，増殖していったものと思われる。

　この時のGさんの体の中では，HAVの体内への侵入に対し，それを排除するための免疫系が賦活化されて，免疫細胞が活発に活動するようになり，ウイルスに感染した細胞を障害したり，壊れた細胞を処理したり，というような反応が起こる。より免疫細胞の活動性を増すために，脳の視床下部によりコントロールされているとされる発熱も生じるようになる。ここまでは肝炎ウイルスに限らず，様々なウイルス感染でも起こってくる症状である。

さらに，HAV感染の特殊性として，HAVは肝細胞に親和性が高く，肝細胞内でしか増殖できないと言われており，肝細胞へと感染がいわば集中してくる。そこから，HAV感染自体により肝細胞が壊死したり，HAV感染によって生じた免疫細胞の反応により肝細胞が障害されたりして，肝細胞が壊れ，また壊死した細胞を処理するための炎症細胞が浸潤してくる。

　こうして，いわゆる肝炎と言われる状態に至ったのである。ここまでは，教科書にも書いてある病態生理だから，君も知っていることだろう。

研修医　はい。

指導医　それでは本題として，この前からの君の疑問だった「肝障害の時にどうして全身倦怠感が生じるのか」ということを解いていくために，「肝臓病とは何か」の論理を導きの糸として，Gさんの〔Ⓑ〕の状態を見ていこう。

　これまで説いてきたように，肝臓病の論理は，外界との相互浸透により，体の必要性に応じて，物質をつくり変える働きに歪みが生じている状態ということである。この論理を導きの糸としてGさんの内部構造を見ていくと，GさんはHAV感染によって肝細胞が障害されている状態であることから，障害の程度の差はあれ，Gさんの肝臓は，体の必要性に応じて，体内の物質をその時々の体に見合った適切な量と質の物質へとつくり変えていくことが，十分にはできていない状態と言える。

　しかし肝臓は，肝臓自体にこのように炎症が起こり障害されている状態であるにもかかわらず，免疫細胞や炎症細胞がしっかりと働き，ウイルスに対抗していけるようにするための物質もつくり出していかなければならない。そのため，HAVによって障害されていない，残りの肝細胞は，障害された肝細胞の働

きをも補うために，今まで以上に機能しなければ対応できないことになる。

研修医 先生の言われていることは，分かるような分からないような……。

指導医 君に分かるような単純な喩えで説明しよう。パン工場のパンをつくるレーンが5列あるとして，その中の1列もしくは2列が故障して動かなくなると，他のレーンが動いていても，1日の生産量が減少してしまう。故障したレーンで生産予定であった分は，他のレーンで頑張って増産しないと補えないね。こういうことと同じようなものである。

研修医 故障していないレーンで，故障してしまったレーンの分まで頑張らないといけないが，5列で生産していたものを3列で生産することは厳しくなるということですね。

指導医 単純に言えばそういうことだよ。このように，Gさんの体の内部では，HAV感染やそれによる肝細胞障害を受けて，免疫細胞や炎症細胞の活動性が増すなどして，物質をつくり変える必要性が増している一方で，肝細胞の壊死や障害により，体の必要性に応じて，物質をその時々に見合った物質へとつくり変えることが十分にはできなくなっている。

　そうすると，生きることで精一杯で，運動するために必要な物質を十分に供給することは不可能となり，また，不要となった老廃物をきちんと取り除き，それを排泄できる形へとつくり変えることも滞ってしまうことになる。

　こうして，運動器官を含めた全身の細胞の代謝が低下し，「動こうとすると疲れてしまう」とか「だるい」というような，全身倦怠感が出現することになる。

　また，代謝器官である肝臓の機能が低下してしまったことに

より，統括器官である脳は，低下した肝臓の機能に見合った運動をするように統括をするのである。これも全身倦怠感の要因となる。

　すなわち，肝炎になってしまっている肝臓の状態では，肝臓は運動器官をしっかりと働かせるだけの十分な代謝ができないために，脳は，肝臓が代謝できないほどに運動をしないよう，運動器官を統括しているということである。つまり，脳は，肝臓の代謝の低下に見合ったレベルで体の運動も低下させるように統括しなければならないから，動こうとすると「だるい」とか「きつい」といった像を描くこととなる。これが肝障害の時に全身倦怠感が生じる一つの構造である。

　しかしこれだけではなく，もう一つの構造がある。それは全身がウイルスの侵入に対して対処して，これ以上ウイルスを増殖させないためにも，安静にして休む必要性があるということである。つまり，一般的にウイルス感染そのものに伴う脳の統括によっても，全身倦怠感が出現してくるのである。

　ここは先に説明した「HAVの体内への侵入に対し，それを排除するための免疫系が賦活化されて，免疫細胞が活発に活動するようになり，ウイルスに感染した細胞を障害したり，壊れた細胞を処理したり，というような反応が起こる。より免疫細胞の活動性を増すために，脳の視床下部によりコントロールされているとされる発熱も生じるようになる」ということの中身だね。

研修医　ウイルス感染に伴って，侵入したウイルスに対処してウイルスを増殖させないために安静にして休む必要があることから，全身倦怠感が出現してくるというのは分かるのですが，「肝臓の機能が低下すると，肝臓の代謝できるレベルを超えて

運動しないよう，脳が運動器官を統括する」ということの意味がよく分からないのですが。

指導医　その点については，現在の教科書には書かれていないことだから，君が難しいと思うのは当然なのだよ。そこで，君が君の疑問点を分かるようになるために，理解してもらいたい図を紹介しよう。それは〔図5〕である。

研修医　この図は見たことがあります。

指導医　その通りだよ。この図は『医療実践方法を論理の学に（第1巻）』（前出）で用いたからね。どのようなことを表しているのか，分かっているだろうか。

研修医　申し訳ありません。図は覚えているのですが，図の意味は分かっていません。

指導医　仕方がないね。しっかりと理解してほしいので，改めて説明しよう。まず，左に「人間の現象図」があって，矢印の先に「人間の論理的構造図」が示されている。

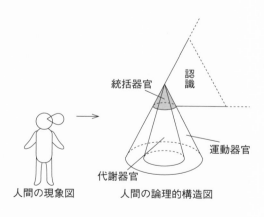

人間の現象図　　人間の論理的構造図

〔図5〕

研修医　「人間の論理的構造図」には，代謝器官，運動器官，統括器官，そして統括器官から外側に，認識と書かれています。

指導医　これは人間の内部構造を，代謝を主に担う代謝器官，運動を主に担う運動器官，それを統括する統括器官として捉え，さらに，人間の特殊性として，統括は脳の機能として形成される認識によって大きく規定されるということを，論理的に捉えた図なのだよ。

研修医　なんだか難しいですね。

指導医　難しいかもしれないが，詳しくは『看護のための「いのちの歴史」の物語』（前出）を読んでもらうとして，まず君に分かってほしいことは，現象的には様々に分化した器官や臓器で構成されている人間の体も，大きく論理的には代謝器官，運動器官，統括器官の三つとして捉えることができるということである。さらに重要なことは，これらは，人間が生きていくために，一体として働くように統括器官によって統括されているということである。

研修医　う〜ん。まだ分かりません。それに〔図5〕と肝炎の全身倦怠感とがどうつながるのか，分からないのですが……。

指導医　いきなりそこへ行く前に，ここで〔図5〕を見て君によく理解してほしいことがある。

　人間の体は，論理的に代謝器官，運動器官，統括器官の三つとして分けて考えることができるという点ではなく，生命体と地球との相互浸透によって進化する過程において，体の内部は複雑に様々な器官や臓器へと分化していったけれども，結局は体全体で一つなのであり，体全体が一つとして生きていけるようにそれぞれの器官や臓器が働いているのだということである。したがって，肝炎での全身倦怠感を理解するためにも，この

〔図5〕からしっかり見ていくことが大事なのである。

研修医　と言われても，どのように見ていけばよいのですか。

指導医　つまり，肝臓は肝臓だけで勝手に働いているわけでは決してなく，代謝器官の中の臓器の一つであり，肝臓はあくまでも，体全体が一体となって働くように統括器官によって統括されて働いているのである。

　したがって，肝臓の生理構造が歪むと，肝臓にだけ問題が生じてくるわけではなく，代謝器官全体にも影響を及ぼし，それにより当然に，運動器官，統括器官へも影響を及ぼすのである。そして，肝臓の生理構造が歪んだ状態でも，体全体が一体となって生きられるように，さらに回復できるように統括器官により統括されているのである。

　肝炎になってしまっている肝臓の状態では，肝臓は運動器官を働かせるだけの十分な代謝ができないために，統括器官である脳は，肝臓の代謝が追いつかなくなるほどには運動しないよう，運動器官を統括しているということである。

　このように，脳が，肝臓の代謝の低下に見合ったレベルで体の運動も低下させるように統括しているから，動こうとすると「だるい」とか「きつい」といった像を描くことになるのである。

　ここまでをまとめると，「肝臓病とは何か」の論理を導きの糸として見ていくと，「全身倦怠感」という感覚像が脳に描かれる要因としては，以上のように，(1) ウイルス感染によるもの（ウイルス感染が引き起こす免疫系の賦活に伴う脳の統括によるもの），(2) 肝臓自体の障害によるもの（肝機能の低下に伴う脳の統括によるもの）という二重構造があることが分かるのである。

　教科書では肝炎の症状として一口に「全身倦怠感」があると

書かれているが，この「全身倦怠感」一つをとっても，そのような感覚像が描かれる過程には，以上のような二重構造があるのである。

　これは，肝臓が悪いからといって，今の人間の肝臓だけを見ていたのでは決して明らかにできないものであり，今まで説いてきた「肝臓とは何か」を基盤にした「肝臓病とは何か」の論理を導きの糸として，その構造に分け入ったからこそ，きちんと理論づけることができるのである。

研修医　なるほど！「病気で具合が悪いから，だるさといった全身倦怠感が起こるのだろう」くらいにしか考えていませんでしたが，「全身倦怠感」と言っても，それが生じてくるにはこんな構造があるのですね。何となく起こるものだろうという程度にしか考えていなかった「全身倦怠感」にも，「肝臓病とは何か」の論理を導きの糸として考えると，しっかりと理由があるのだということが分かりました。

指導医　それはよかった。さらに言えば，〔図5〕の説明の時に，人間はその人なりに無限とも言ってよいほどに変化する認識によって規定されると説いたけれども，それは君に分かり易く言えば，その人なりの認識によって，病気さえも規定されてしまうということを，忘れてはならないということである。

研修医　どういうことですか。

指導医　それは，例えば肝炎に罹患した患者が「全身倦怠感」を感じていたにもかかわらず，仕事で休むことができないからと無理に活動してしまって，結果的に劇症肝炎になってしまったということにもなりかねない，ということである。

研修医　そうか。「全身倦怠感」というのは，本来は体を休めなければならないサインなのに，その人なりの事情や思いから，

そのサインを無視して動いてしまうと，劇症肝炎まで悪化させてしまうことにもなりかねない，ということなのですね。

指導医　そういうことだよ。それは，本来なら回復の方向へ脳が統括しなければならないのに，その人の認識によって，悪化の方向へ脳が統括してしまったということである。

　　(3)　肝炎による「消化器症状」の構造を説く

指導医　さてここまでは，君の疑問に思っていた「全身倦怠感」について見てきた過程で，肝炎の際に生じる「全身倦怠感」には論理的に二重の構造があることが分かったけれども，何もこれは「全身倦怠感」だけに限ったことではないのだよ。例えば，「食欲不振」も肝炎の時に生じると言われるが，この「食欲不振」がなぜ起こるのか，君は分かるかな？

研修医　いえ。そう言えば，どうして肝炎の時に「食欲不振」が起こるのか，まじめに考えてみたことはありませんでした。

指導医　「食欲不振」も「全身倦怠感」と同様に，一般論を導きの糸にして見ていくと，なぜ肝炎の時にこのような症状が生じるのかということが分かるのである。

研修医　どういうことでしょうか。

指導医　結論から言うと，「食欲不振」は，先程「全身倦怠感」のところで挙げた「(2)　肝機能の低下に伴う脳の統括によるもの」である。どういうことかと言うと，食物を摂取すると，肝臓は消化吸収器官で吸収された物質を，その時々の体に応じて必要な物質へとつくり変えるという働きを行わなければならない。しかし肝臓の機能が低下した状態，すなわち肝臓で物質をつくり変える働きが低下している状態で，さらに食物を摂取してしまうと，すでに機能が低下している肝臓を無理やり働かせ

ることになってしまう。

　それは，ただでさえ弱っている肝臓を，いわばムチ打って働かせることになり，肝臓により一層の負担を強いることになってしまう。だから，弱った肝臓にさらなる負担を強いることのないように，脳が統括することによって「食べる気がしない」「食欲がない」という像を描くのである。

研修医　そうかぁ。Gさんは「食欲不振」からあまり食事を摂っておらず，下痢もしていたことも重なって脱水になっていました。僕は，ただ体調が悪くて食べていなかったとしか捉えず，それがなぜかと考えてもみませんでしたが……。そういうことだったのですね。

指導医　それだけではない。Gさんの下痢も，そして肝炎の症状として教科書によく記載されている嘔気・嘔吐という症状も，「肝臓病とは何か」の論理を導きの糸として，同じように説くことができるのだよ。

研修医　どういうことでしょうか。

指導医　まず，下痢の症状から見ていこう。下痢は，一般的には消化吸収器官内に入ってきた病原体を，なるべく早く排出する必要があるために起こるということを押さえておかなければならない。この症例では，食物とともに消化管内に入ってきたHAVを排出するための働きということである。

　しかしA型肝炎による下痢はそれだけではなく，肝炎としての特殊性も有している。すなわち肝炎において，下痢が生じるもう一つの理由として，胆汁酸塩が肝臓で十分に合成されないことが挙げられる。

　まず正常な生理構造を言えば，胆汁酸塩は肝臓で合成され，胆汁として腸管に分泌されて，脂肪を乳化させることにより，

脂肪が腸管から吸収される構造に変化させるものである。ところが，肝炎の状態である肝臓では，胆汁酸塩が十分に合成されず，結果として脂肪の吸収が低下するということになり，それが下痢の一因になる。

研修医　あっ！　それは，肝臓自体の障害によるものだということですね。つまり肝細胞が障害されているから，体の必要性に応じて十分な量の胆汁酸塩を合成できなくなった結果，下痢を引き起こしてしまうと。

指導医　そういうことだ。しかし，その事実ももう少し構造に入って考えてみなければならない。

研修医　どういうことでしょうか。

指導医　それは，肝機能低下に伴う脳の統括にも関係してくるということだ。どういうことかというと，食欲不振と同様に，正常なレベルでの腸管の働きのままに栄養素を吸収してしまうと，弱った肝臓が代謝できる栄養素の量を超えた量を吸収してしまう。その吸収した栄養素を弱った肝臓で代謝しなければならなくなり，肝臓に負担をかけてしまうことになる。

　つまり，肝臓にそれ以上負担をかけないために，肝臓の働ける状態に見合った量の栄養素を吸収し，代謝できる栄養素の量より不必要に多く吸収されないように，摂取された食物を早く消化吸収器官の外へ運び出そうとする脳の統括の結果，下痢が生じるのである。こうして脂肪も必要以上に吸収されないように統括しているのであり，他の栄養素においても同様である。

　このように，Ａ型肝炎のＧさんの下痢には，ウイルス感染に伴うもの，肝臓自体の障害によるもの，肝機能低下に伴う脳の統括によるもの，という様々な構造があると言えるね。

研修医　下痢にもそのような構造があったなんて……。

指導医　さらに，教科書によく記載されている嘔気・嘔吐についても同様であり，摂取したウイルスを早く体外へ排出させようとするウイルス感染に伴うものと，肝機能低下に伴う脳の統括によるもの，すなわち，必要以上に栄養素を摂取させないようにするための脳の統括によるものと捉えることができる。

　このように見てくると，下痢も嘔気・嘔吐も，結局は消化吸収器官に起こっている症状であり，その構造は同じだね。だから，現象的に違って見えるのは，上部消化管が主体で嘔気・嘔吐の症状が強く出たのか，あるいは，下部消化管が主体で下痢の症状が強く出たのか，という違いだけだということが分かる。

研修医　最初，Ｇさんに生じていた下痢の症状は，急性肝炎の症状として教科書に記載されていなかったから，どうして下痢になったのだろう，急性Ａ型ウイルス性肝炎とは別なのかなぁって思っていましたけれども，「肝臓病とは何か」の論理から考えると，Ｇさんの症状として下痢が起こるということは，不思議なことではないのですね。Ｇさんの場合は，食欲不振でほとんど食事を摂取していなかったから，摂取したものを直ちに体外へ出そうとする嘔気・嘔吐というより，既に消化管内にあった食物を早く体外へ出そうとする働きの下痢の方が，症状として強く現れたということと理解してよいでしょうか？

指導医　そういうことだね。だんだん分かってきたじゃないか！　それから，Ｇさんに生じた黄疸はもちろん，肝臓自体の障害の結果によるもので，現象的には，教科書に書いてある通り，間接ビリルビンを直接ビリルビンにつくり変えることができなかったり，直接ビリルビンが毛細血管等の破綻により血中に漏出したりすることが原因だね。

研修医　はい。ウイルス性肝炎の様々な症状がどうして生じる

のかが，よく理解できました。

　以上説いてきたように，現在の教科書では，現象的な機序だけに終始しているために，機序として分かっていることについては記載が詳しいものの，全身倦怠感や食欲不振など，肝臓病の論理から考えていかないと分からないような症状については，全く説くことができていないのである。
　しかしながら，ここまで説いてきたように，「肝臓とは何か」「肝臓病とは何か」の論理を導きの糸として見ていくと，現象的にその機序が分かっている黄疸といった症状だけでなく，全身倦怠感や食欲不振などのすべての症状について，筋を通して考えていくことができる。つまり，病気の一般論を導きの糸として論理的・理論的に見ていくことによって，患者の歪んだ生理構造の状態について，しっかりと理解していくことができるのである。

第9節　急性A型肝炎発病への過程的構造を説く

　前節では，患者Gの［Ⓑ］の状態について検討した。さらに指導医と研修医の対話は続いた。

指導医　では次に，なぜGさんの体はHAVの侵入を許し，また急性A型肝炎を発症してしまったのだろうか？
　現病歴にあるように，Gさんは「熱発した前日，友人と居酒屋で生の貝を食べた。入院中に見舞いに来たその友人もほとんど同じ料理を食べたが，37.5度程度の発熱と軽度の嘔吐で済んだということであった」とある。Gさんの友人も，おそらく

HAV を生の貝とともに摂取したものと思われるが，いわゆる急性 A 型肝炎の前駆症状と言われるところまでの症状で終わっており，G さんのように肝炎には至っていないことがうかがえる。

　この二人の違いは一体，何が原因だったのだろうか？　なぜ，G さんだけが急性 A 型肝炎を発症してしまったのだろうか？君も不思議に思ったのではないかな？

研修医　はい，そうです。G さんの友人も37.5度の発熱と，軽度とはいえ嘔吐という症状があったので，HAV に汚染された食品を摂取しなかったというわけではないと思うのですが……。僕は，G さんの友人の方がたまたま体内に侵入したウイルス量が少なかっただけだったのかなぁ，と思っていたのですが……。

指導医　その疑問を解くためには，G さんの〔図１〕で示した〔Ⓐ〕→〔Ⓑ〕の過程を見ていく必要があるわけだが，その前に，まず，〔図１〕における〔Ⓐ〕の過程を見てほしい。つまり，G さんの肝臓は，G さんが生まれてからどのようにして正常な生理構造の状態としてつくられてきたのかということを見ていかなければならない。

　人間の肝臓の特殊性のところで説いてきたように，人間の肝臓は，人間の肝臓という論理性に貫かれながらも，その肝臓としての実体と機能の実力については，それなりの個別性を持っているのであるから，まずは G さんのそれまでの肝臓のつくられ方を把握しておくことが大切になってくるのである。

研修医　G さんの肝臓のつくられ方を把握するためには，G さんの既往歴を見ればよいのでしょうか。G さんの既往歴としては，高血圧と脂質異常症で内服治療中であり，さらに２型糖尿病で食事療法中です。いずれも40歳代になってから治療が必要

な状態になっています。

指導医　周知の通り，これらの疾患は，主に偏った食事や過食，運動不足，アルコールの過剰摂取など，長年のいわば不摂生により起こるとされている。

　Gさんの幼少時から成長期，そして現在に至るまでの詳細については不明であるが，既往歴から見れば，長い期間にわたって偏った食事や運動不足などがあった。若い頃は，症状としては目立って出ていなかったけれども，40歳代になり，身体の衰えが始まってきたことにより，それまでの不摂生の結果が現れ始めたものと推測される。

　したがって，体の必要性に応じて物質をつくり変える器官である肝臓は，偏った食事などによって，必要以上に摂取される物質を蓄積させたり，足りない成分を何とか他のものを使用して補ったり，余計に働かなければならなかったことが考えられる。さらに，それらの偏った食事によって肝臓の細胞そのものも日々つくり変えられているのである。つまり，Gさんの肝臓は，実体の実力としては十分とは言えない状態であったことに加えて，酷使され，機能的にも無理を強いられていたと推測される。ここまではよいかな。

研修医　はい。

指導医　それでは次に，Gさんの［Ⓐ］の部分を見ていくこととしよう。急性A型肝炎を発症するまでの半年間くらいは，仕事が忙しく，残業や休日出勤をするなどして，労働時間が長くなっている。また，休日返上で作業が行われるようになり，それまで以上に休養もとれなくなっていることも見逃せない。体がしっかり休めないということは，当然に肝臓もまたしっかりと休み，回復することができないということである。そのよ

うな生活の乱れによる体調不良は，体重が6kg程度減少して
きていることからも推測できる。

　また，夏季になり仕事場が暑くなってきたことで，Gさんの
水分摂取量は増えていたが，食事はきちんと摂れなくなってき
ていた。それにもかかわらず，ビールの摂取量は変わらないま
まであったことも，肝臓自体の弱まりに拍車をかけていたもの
と思われる。なぜなら，まず労働時間が長くなっていたことか
ら，肝臓は，その長くなった労働に対応して，体の必要性に応
じて物質をつくり変える働きをしなければならない時間が増え
てしまったからである。

　また，水分摂取だけが増えて食事が摂れなくなり，肝臓が体
の必要性に応じてつくり変える物質の材料となるものは減った
上に，アルコールの摂取量は依然として多く，多量のアルコー
ルを処理しなければならないため，肝臓の働きにはさらに負担
がかかっているからである。Gさんは入院時の腹部エコーで，
すでに脂肪肝が認められていたね。

研修医　先生，それはどういうことでしょうか？　脂肪肝とい
うと，大量に食物を摂って，代謝しきれなかったエネルギーを
脂肪滴として肝細胞内にため込んでいることですよね。僕のイ
メージでは，メタボ体型というか，栄養過多で肥満になってい
る人に生じている病態でした。でも，Gさんは体重減少が起
こっていたのにもかかわらず，脂肪肝であるというのは意外な
気がしていました。

　体重減少が起こっているほどなのに，なぜ肝細胞内の余った
エネルギーである脂肪滴はそのままなのだろう？　なぜ，足り
ないエネルギーを補うものとして使われなかったのだろうか，
と疑問に思っていました。

指導医　君の言う通り，Ｇさんの脂肪肝の状態は，肝細胞内に脂肪滴が蓄積されていることであるが，それにもかかわらず体重が減少してきていたのだね。確かにＧさんは体重減少が起こっているのだから，エネルギーが足りていない状況だった。本来なら，余ったエネルギーを貯蔵している肝臓の脂肪を使うべきところであるはずが，なぜ使われなかったのだろうか？

研修医　なぜ使われなかったのか，よく分かりません。

指導医　それは，肝臓は貯蔵した脂肪を利用したくても利用できなかったということだ。ここからも，Ｇさんの栄養バランスが崩れていた，いわば栄養失調状態であったことが推測される。

　　多くの栄養となる物質が取り入れられない状況の中で，アルコールは大量に摂取されていた。Ｇさんはビールを飲んでいたのだが，ビールは糖質がほとんどで，蛋白質や脂質はほとんど含まれない。Ｇさんは，大量に摂取されるアルコールによって糖質は取り入れたけれども，その他の蛋白質や脂質の摂取は少なかった。そのようなアンバランスな栄養状態では，生きていくために必要なエネルギーは糖質を代謝することによってつくり出すことができるが，自らの体をつくるためのいわば材料となる蛋白質や脂質が少ないために，自らの体をつくるための物質を十分につくり出すことができないのである。

　　さらに，君も生化学で習ったと思うけれども，様々な代謝過程には補酵素としてビタミンなどが必要である。しかし，アルコールを大量に摂取したもののビタミン摂取が少ない場合，それらのビタミンは，大量のアルコールに含まれる糖質を代謝することに使用しつくされ，他の代謝はあまり進まないことになってしまうのである。

　　このように，摂取される栄養素が糖質に偏り，それ以外の栄

養素があまり摂取されないという結果，肝臓は必要な物質を体の必要性に応じてつくり変えることができず，一方で余った糖質をいつか使える時に備えて脂肪滴として肝細胞内にため込むしかなくなるのである。しかも貯蔵された脂肪は使われる機会もないままに，どんどんため込まれ，肝細胞自体も脂肪滴に圧排されるほどになってくる。そうすると，肝細胞自体も弱ってきて，肝臓全体の機能も落ちてくるということになるから，悪循環になっていくと言えるね。

研修医　Ｇさんが脂肪肝であった構造がよく分かりました。アンバランスな食事を続けていると，体の中では，言ってみれば栄養失調状態になるのですね。

指導医　分かり易く言えば，そういうことだね。このように，Ｇさんの［Ⓐ］の時点では，それまでしっかりとつくられてきたとは言えないレベルの肝臓に対して，さらに，肝臓に負担のかかる生活，すなわち，肝臓を使い過ぎる生活を続けていたことが分かる。

　そのような状況下で，Ｇさんは，HAV を生の貝とともに摂取してしまったのである。先程見たように，この頃のＧさんは仕事で忙しく疲れている上に，食事もまともに摂れておらず，休養もきちんととれていなかったために，全身の細胞もまた疲れていた。そのような状態だったからこそ，HAV を摂取した際に，体内へ HAV が侵入し，Ｇさんの免疫系が賦活化してもウイルスの増殖を抑えきれず，HAV は肝細胞でさらに増殖し，急性 A 型肝炎を発症してしまったのである。

　ところが，Ｇさんの友人が，Ｇさんと同じものを食べても風邪のような症状だけで済んでしまったのは，HAV の体内への侵入は許してしまったものの，Ｇさんと違って，その時点で免

疫系がしっかりと賦活化され，それ以上のウイルスの増殖を抑えることができたということである。そしてそれは，Gさんの友人には，免疫系がしっかりと賦活化され，それ以上のウイルスの増殖を抑えることができる体力や，肝臓の実力や予備力などがあったということなのである。

研修医　そうか！　そういうことだったのですね。今までは，急性A型肝炎というと，HAVに汚染された食物を運悪く食べて発症している……，発症するかしないかは単に入り込んだウイルス量の問題だと思っていましたが，やはりGさんの側にも，発症するだけの理由があったということなのですね。

指導医　私達は，見ただけではHAVに汚染された食品かどうかについて確かめようがないが，仮にHAVで汚染された食品を摂取したとしても，私達人間の方で，肝臓に負担をかけないように，HAVを体内で増殖させないようにして，発病にまで至らないよう気をつけることはできるということである。

研修医　あぁ，そうか。Gさんの場合は，Gさんの生活にも，急性A型肝炎を発症させるような問題があったわけだから，肝臓に負担をかける生活を改めないと，HAVについては今回で抗体ができたと思いますが，EBウイルスなど肝炎を引き起こし易い他のウイルスによって，また肝炎になってしまいかねないということですね。

　このように〔図1〕で，〔Ⓐ〕→〔Ⓑ〕の過程を見ていくことは，Gさんが今後の生活において気をつけるべき点が分かってきますし，他の人においても発症の予防という観点から見ることができるようにもなっていくのですね。

指導医　そういうことだね。

以上のように，〔図１〕に基づいて，患者Ｇの正常な生理構造である［Ⓐ］の状態から歪んだ生理構造の状態である［Ⓑ］への過程を捉える前に，まずは，患者Ｇが［Ⓐ］の状態，すなわち，患者Ｇのそれまでの生活過程を見ることによって，肝臓を中心とした内部構造がどのようにつくられてきたのかを捉え，その上で，［Ⓐ］→［Ⓑ］への過程を見ていったのである。

　その結果，正常な生理構造である［Ⓐ］の状態と言っても，生まれてからそれまでのつくられ方やその時の使い方の違いによって，外界（この場合はHAV）との相互浸透のあり方も異なってくるということが見えてきたのである。

　つまり，［Ⓐ］の状態をふまえて［Ⓐ］→［Ⓑ］への過程を見ることによって，なぜその人が病気になったのかの全体像が描けてくるのである。その全体像が描ければ，その人のその時に現象している症状を取り除くだけでなく，歪んでしまったその人の生理構造の状態そのものをしっかりと治していくことも，さらには，今後病気にならないような体の状態につくり直していくこともできるのである。

第10節　本症例のまとめ

　以上に説いてきたことをまとめておこう。今回，「肝臓とは何か」という肝臓の論理を措定し，「病気とは何か」という病気の一般論をふまえて，その特殊性である「肝臓病とは何か」の論理から症例を検討していった。

　その検討過程で，急性Ａ型肝炎の症状としての「全身倦怠感」や「食欲不振」などについて，現在の教科書や専門書においては事実が挙げてあるだけで，それがなぜ生じるのかという構造

について全く説かれていないが，「肝臓病とは何か」の論理を
ふまえて構造に分け入っていくと，それらの症状が生じてくる
過程的構造を明らかにすることができると分かったのである。

　また，病気の一般論と肝臓病の論理をふまえて見ていくと，
急性 A 型肝炎は単に HAV に経口感染したから発症するとい
うわけではなく，HAV と人間との相互浸透のあり方によって
発症するか否かが決まるのであり，発症するには発症するだけ
の過程の構造があることが，しっかりと見えてくることが分
かったのである。

　しかしこれらは，病気の一般論と，その特殊性である「肝臓
系の病気とは何か」の論理を導きの糸として，あくまでも医師
自ら患者に問いかけて見ていかないと，見えてこないのである。
だからこそ，理論的な医療実践を行っていくためには，医学体
系を学びつつ，そこから考えていく必要があるのである。

　本章では，急性 A 型肝炎の症例を通して，病気の一般論を
ふまえて，器官系レベルの病気の論理である「肝臓系の病気と
は何か」から論理的・理論的に捉えていったのであるが，その
考え方の筋道を学ぶことによって，教科書を学ぶ時に様々な病
気をきちんと整序して論理的・理論的に理解することができる
こと，そしてそのように学ぶことが，患者を目の前にした時に
きちんとした診断・治療を行うために有用であることを示して
きた。

　今回の症例はいわゆる common disease であるから，研修医
の皆さんには比較的学び易いと思われるので，しっかりと考え
方の筋道を学んで，医師としての実力をつけていってほしいと
願っている。

第2章　マイコプラズマ肺炎の症例

第1節　小児マイコプラズマ肺炎を「呼吸とは」「小児期の特殊性」から検討した症例

(1) 小児のマイコプラズマ肺炎を理論的に検討するためには

　本章では，代謝器官の中の呼吸器官の症例として，マイコプラズマ肺炎の症例を取りあげる。

　マイコプラズマ肺炎は，いわゆる市中肺炎の中でも代表的な肺炎の一つであり，研修医の皆さんは，自分が受け持ったと想定しながら，考えていってほしい。ある研修医が担当した，小児のマイコプラズマ肺炎症例の事実を提示する。

　この症例も病気の一般論をふまえて検討していくことは当然であるが，小児期の病気であるから，研修医の皆さんには，小児期が人間の一生の中でどのような特殊性を持つのかをふまえて患者の病態を捉えていく点にも注目しながら学んでいってほしいと思う。

(2) 症例の提示

　患者L　10歳　男子
　（**主訴**）発熱　咳嗽
　（**現病歴**）某年5月9日夕より，咽頭痛と38.7度の発熱を認めた。翌日も発熱が持続したため，近医を受診し，急性上気道炎の診断にて，ソランタール（解熱鎮痛剤）・

トランサミン（抗炎症剤）を処方された。5月11日にも38度から40度の発熱を認め，近医を再診した。インフルエンザ検査陰性。WBC 5,000/μl，CRP 2.1mg/dlと炎症反応の上昇を認め，フロモックス（抗生剤）が追加処方となった。

5月12日にも40度の発熱があり，乾性咳嗽も出現した。13日夜間には咳嗽に何度も起きてしまうようになり，咳込みによる嘔吐症状も現れた。5月14日になっても症状の改善がなく，再度近医を受診し，胸部単純写真にて肺炎が疑われ，同日に当院に紹介入院となった。

（**既往症**）特記すべきことなし（**アレルギー**）なし
（**家族歴**）特記すべきことなし（家族：両親・妹7歳）
（**入院時現症**）Vital：身長139cm　体重32kg　意識清明　体温38.7度　脈拍98/分　血圧82/50mmHg　酸素飽和度97%（室内気）
一般身体所見：〔頭頸部〕頸部硬直なし　副鼻腔叩打痛なし　耳介牽引痛なし　眼瞼結膜貧血なし　眼球結膜黄染なし　咽頭発赤なし　頸部リンパ節触知なし　〔胸部〕呼吸音清　ラ音なし　心雑音なし　〔腹部〕平坦軟　腸雑音亢進なし・減弱なし　圧痛なし　肝脾腫なし　〔四肢〕浮腫なし
（**入院時検査所見**）
血算：WBC 5,800/μl（Ne, Ly, Mo, Eo, Ba＝70.0%, 21.2%, 8.4%, 0.2%, 0.2%）　RBC 452×10^4/μl　Hb 13.6g/dl　Ht 39.6%　MCV 87.6fl　MCH 30.1pg　MCHC 34.3%　Plt 11.0×10^4/μl
生化：TP 7.3g/dl　Alb 4.0g/dl　T-bil 0.6mg/dl　D-bil

0.1mg/dl　I-bil 0.5mg/dl　AST 41IU/l　ALT 9IU/l　γGTP 12IU/l　LDH 339IU/l　ALP 291IU/l　AMY 33IU/l　UN 13.3mg/dl　Cre 0.56mg/dl　Na 136mEq/l　K 3.8mEq/l　Cl 100mEq/l　Ca 9.0mg/dl　Glu 91mg/dl　T-Chol 130mg/dl　TG 78mg/dl　CK 687↑IU/l　CRP 5.86↑mg/dl　ESR 56↑mm/1hr

血液ガス（静脈血）：pH 7.440　pCO_2 34.9mmHg　pO_2 43.4mmHg　HCO_3 23.3mEq/l　ABE 0.1mEq/l　SBE-0.4mEq/l　SBC 24.1mEq/l　SO_2 80.8%（room air）

その他：マイコプラズマ抗体40倍以上

培養検査：鼻分泌物 陰性　血液 陰性

マイコプラズマ LAMP 法：陽性

インフルエンザ抗原：陰性

胸部単純写真：右下肺野に浸潤影　心拡大なし　胸水なし

（診断） マイコプラズマ肺炎

（入院後経過） 入院当日よりミノマイシン200mg/day，コルドリン（鎮咳薬），ムコダイン（去痰薬）の内服を開始した。入院3日目には36度台に解熱した。咳嗽症状はあるものの夜間良眠も得られるようになった。入院4日目の血液検査で炎症反応の改善を確認し，同日退院となり，外来にての経過観察となった。

第2節　医学体系の全体像からマイコプラズマ
　　　肺炎症例の病態の構造を捉える

（1）研修医の症例患児の病態に対する捉え方
　この症例について指導医と研修医の間で，次のようなやり取りがあった。

指導医　小児科での研修に入って一週間が経ったが，だいぶ慣れてきたかな？

研修医　はい，おかげさまで。でも，薬の分量の計算とか，採血などの検査や処置など，やっぱり大人とは勝手が違うというか……。まだ戸惑うことが多いです。

指導医　小児科の診療業務に慣れることだけで大変なようだね。君が感じているように，小児は成人とはいろいろ異なる面があるからね。つまり小児は，人間としての一般性に貫かれながら，小児としての特殊性を有しているということだ。したがって，せっかく小児科で研修しているのだから，診療業務に追われるだけでなく，小児の特殊性を分かった上で論理的・理論的な小児科診療ができる実力をつけていってほしいと思う。

研修医　はい。

指導医　論理的・理論的な実践ができるようになるために，そのアタマづくりとして，繰り返し繰り返し筋を通して考えていく訓練をしているだろうか？　筋を通して考えていくとはどういうことかというと，患者を診療する時，単に病名をつけることではなく，この人の生理構造がどのように歪んでいるのか，なぜそのような歪んだ状態になってしまったのかを明らかにす

るということである。

研修医　はい。僕は，先生方が説かれた「急性 A 型肝炎の症例検討」を読んだのですが，なかなか難しいというか……。

指導医　君が難しいと思うのは，当然なのだよ。こういう理論的なアタマづくりというものは，一朝一夕でできるものではないのだから。はじめのうちは，なかなか筋を通すことが難しかったり，筋が通っているかどうかもよく分からなかったりするが，何度も何度も患者を診察するたびに，筋を通して考える努力を繰り返していくことによって，次第に筋を通して考えていくことができるようになっていくものなのだよ。日々の診療業務がいくら大変であったとしても，このような努力を続けていかなければ，医師としての本当の実力は永遠に身につけることはできないよ。

　今回，君がマイコプラズマ肺炎の症例を報告してくれたから，その症例で具体的に見ていこう。そこで，どのように考えていくことが，筋を通して考えていくということなのかを，実際に学んでいってもらいたい。

研修医　はい。ぜひお願いします。

指導医　君がまとめた L 君の症例の経過を見て，私はこの症例には大きな問題があると思ったが，君はこの症例をどのように思っただろうか。

研修医　え？　問題ですか？

指導医　小児科でたくさんの子供を診ていくと分かってくるけれども，就学前の幼児期の子供はよくいろいろな感染症を患って，頻繁に小児科を受診してくるが，小学生になるとあまり病気にならなくなり，小児科をほとんど受診しなくなるのだよ。それがなぜかは，後程問題としなければならないが，いずれに

しても，10歳のL君も既往歴もなく，健康で元気な小学生だったのだから，通常，簡単に病気にはならないはずだった。しかし，L君は肺炎で入院するほどになってしまった。これは一体なぜなのかということが大きな問題なのだよ。

研修医　あぁ，そういうことですか。でも，それは抗生剤が適切に処方されなかったからではないかと思いますが……。

指導医　そうか……。私は君のようには考えないのだけれども。では，L君が肺炎で入院するほどまでになってしまった理由が，君の言うように抗生剤の選択の問題なのかどうかを見ていこう。

（2）小児の病気の特殊的一般性をふまえて
患児の経過における問題点を問う

指導医　そのためには，序章で説いた〔図1〕を使って進めていくのだったね。我々医師が患者を診る時は，生理構造の歪んだ状態である〔図1〕の［Ⓑ］の状態になっているが，［Ⓑ］の状態がいきなりに「ある」ものではなく，あくまでも正常な生理構造である［Ⓐ］の状態が外界との相互浸透によって歪んだ状態［Ⓑ］に転化したものと捉えることが大事なのだったね。

研修医　はい。この症例も〔図1〕をふまえて捉えていくのですね。最初に，歪んだ生理構造の状態を示している［Ⓑ］の時のL君の状態を見ていくということですね。

指導医　そうだ。つまり症状が出現した時からマイコプラズマ肺炎と確定診断されて，治療に入るまでのL君の状態はどうだったのかということだね。

研修医　はい。まず，38度以上の発熱と咽頭痛を認め，近医で急性上気道炎と診断されています。急性上気道炎は一般的に，病原体である細菌やウイルスなどが上気道に侵入し，そのまま

付着することができると増殖します。そして，これらの増殖した病原体を排除するために，体内の免疫系が賦活されて病原体に侵された部位に急性炎症を起こします。

　このような急性上気道炎の場合，その原因となる病原体はウイルス性がほとんどですので，診療した医師も身体所見から，ウイルス感染を一番に考えたのだと思います。38度以上の高熱だったことから，インフルエンザウイルス感染の可能性も考えて検査も行っています。その結果，インフルエンザ抗原陰性でしたから，他のウイルスによる急性上気道炎と診断したのだと思います。それで，解熱鎮痛剤と抗炎症剤が処方されています。
指導医　そういうことだろうね。
研修医　でも，この後も症状が改善せず，翌日に再度診療所を受診しています。この時は血液検査を行い，CRP 2.1mg/dl と軽度の上昇を認めました。そこでウイルス性だけでなく細菌との混合感染も疑われたので，セフェム系抗生剤が処方されたのだと思います。しかし，この後も咽頭痛や発熱はおさまらずに，抗生剤も効果がなかったようです。

　さらにその翌日には乾性咳嗽が出現してきました。つまり，抗生剤が効かずに上気道での感染がおさまらず，下気道にまで炎症が進んで咳嗽症状が出現してきたのだと思います。発熱から6日目になっても，症状の改善がなく当院に紹介されましたが，入院時の胸部単純写真で右下肺野に浸潤影が認められ，マイコプラズマ LAMP 法で陽性だったことから，マイコプラズマ肺炎と診断されています。

　この過程において，L君が最初は咽頭痛，発熱といった急性上気道炎症状だったものが，なぜ肺炎にまで至ってしまったのかと言えば，マイコプラズマに感受性のないセフェム系の抗生

剤が投与されていたからだと思います。結果論になってしまいますが，再診時に，セフェム系ではなくマクロライド系のような，マイコプラズマに感受性のある抗生剤が投与されていたら，肺炎にまで至らなかったのではないかと思えるのですが。

指導医　確かに君の言うように，Ｌ君が肺炎に至る前の早い段階で抗生剤が効いていれば，炎症が上気道だけでおさまったという可能性はあると思う。しかし，君も今回の症例検討を行うにあたり，教科書を勉強し直したようだが，マイコプラズマによる呼吸器感染者の中で，肺炎の罹患者は約３〜５％だけだというのは知っているね。

研修医　はい。知っています。

指導医　ということは，マイコプラズマ感染者の大多数は，急性上気道炎あるいは気管支炎にとどまり，肺炎に至っていないことになる。君も知っていると思うが，急性上気道炎の場合，マイコプラズマ感染に特異的な症状があるわけではないから，多くのウイルス性上気道炎と区別することは難しい。

　実際，マイコプラズマ感染者の大多数に対して，ごく初期にマイコプラズマに感受性のある抗生剤が，必ずしも投与されるわけではない。そうであるならば，君の言うように，Ｌ君にマイコプラズマに感受性のない抗生剤が投与されたから炎症が広がり，悪化して肺炎にまで至ったというのは，理由としては短絡的だということになるだろう。

研修医　え？　すっかり，抗生剤が効かなかったからだと思っていましたが……。

指導医　そうではないのだよ。先程も言ったように「Ｌ君は既往歴もなく，健康で元気な小学生だったのだから，通常，簡単に病気にはならないはずなのに，肺炎で入院するほどになって

しまったのはなぜなのか」ということを問題にしなければならない。君が言ったような抗生剤の問題だけではなく，L君自身に肺炎に至るだけの原因があったのではないかということだよ。

研修医　それは一体何だったのでしょうか？

指導医　それを分かるためには，L君が肺炎に至ってしまうまでの過程，つまり発症する前の，正常な生理構造である［Ⓐ］の状態から，それが外界との相互浸透によって生理構造が歪んだ［Ⓑ］の状態へと至る過程を見ていく必要があるだろう。

研修医　その過程を見ていくにはどうしたらよいのでしょうか。

指導医　それは，これまで症例検討で行ってきただろう。

　つまり，外界との相互浸透を捉えるためには，まずはL君がどのような日常生活を送っていたのかの事実を知る必要がある。なぜなら，人間の生理構造というのは，その人が生きてきた過程でどのような外界との相互浸透を行ってきたかによってつくられ方が違ってくるからである。

　だからこそ，その人の生理構造を知るためには，それまでその人がどのような外界との相互浸透を行ってきたのか，もう少し具体的に言えば，その人がどのような食事をし，どのような睡眠をとり，どのような運動をしてきたのか，そして，そのような生活の中身がその人の生理構造にどのような影響を与えていっているのかの構造を見ていかなければならないのである。

　さらに大切なことは，そのことをしっかり捉えることによって初めて，L君が今後病気にならないようにするための指針を導き出すこともできるということである。したがって，L君の日頃の食事，睡眠，運動について，なるべく詳しくご両親からも伺えるとよいね。ここで運動というのは，学習も含めてのL君の活動と捉えるとよいだろう。また，L君が生まれてから，

小学5年生になるまでのおおよその成育歴も伺えるとよいね。
研修医　分かりました。どうも私のアタマの中で，[Ⓐ]から[Ⓑ]への過程というのがいつもスッポリ抜け落ちてしまうようです。難しいかもしれませんが，ご両親に伺ってきます。

　以上のように，本症例の第一の問題点が明らかになった。それは「子供の成長過程として，一般的に幼児期はいろいろな感染症などの病気になるが，小学生（学童期）になるとあまり病気にならなくなるものであるにもかかわらず，既往歴も特になく健康で元気だった小学5年生の男児が，なぜ肺炎になり入院するほどまでになってしまったのか」ということである。そして，その問題を解明するための考え方の導きの糸となるものが，〔図1〕なのである。

第3節　患児の正常な生理構造が　　　　歪んだ状態へ至る過程を見ていこう

（1）患児の正常な生理構造が歪んだ状態へ至る過程の事実
　以上の指導医との対話をふまえて，研修医はL君が肺炎を発病するまでの事実を確認するために，L君の見舞いに来ている両親に何度か話を聞かせてもらったのである。以下は，研修医が両親から教えてもらったL君の事実である。

〈小学5年生になるまで〉
〔**家族構成**〕L君は4人家族の長男で，父親42歳，母親39歳，妹7歳である。父親は会社員，母親は元栄養士である。母親はL君を出産後，専業主婦となった。両親

とも健康で大きな病気もない。父親は剣道の有段者で，現在も剣道の指導者として活動している。

〔周囲の環境〕中国地方の市街地に住んでおり，周囲は自然に囲まれた環境である。

〔発育・発達〕L君は生来健康で，既往歴も特になし。出生は正期産で，母乳で育った。乳幼児期の発達は正常であった。保育園や小学校入学後も，発育は良好であった。便秘もなく，排便・排尿習慣も問題はなかった。

〔生活習慣〕食事は，母親が元栄養士ということもあり，栄養のバランスをしっかりとるようにして育てられた。偏食もなく，食欲も普通であった。

運動は，周囲の自然の中でいつも駆け回っているような元気な子供であった。遊び疲れて，夕食も摂らないで寝てしまうこともよくあった。保育園に通っている頃から，父親から剣道を教わっていた。夜は9時就寝，朝6時起床。睡眠状態も良好だった。

〔学校・課外活動の状況〕学校での成績は，勉強・運動ともに優秀で，友人も多く，周囲から「でき過ぎ君」と呼ばれているくらいであった。学校に行くのが楽しく，朝も友達と遊ぶために，いつも学校の開門を待っているような子であった。運動が大好きで，小学校入学後は，剣道に加えて水泳を始め，小学4年生からは，ドッジボールクラブに通うようになっていた。毎朝，起床後に父親とランニングやボール投げなど，30分ほどの運動をしてから朝食を摂り，登校していた。

〈小学5年生になってからの生活〉

　L君は成績が良かったことから，中学は進学校への入学を希望した。5年生になり，本人の希望で学習塾にも通い始めた。

〔5年生になってからの課外活動〕学校から帰宅後，以下の課外活動を行っていた。

月曜日　水泳教室　17時〜18時半

火曜日　ドッジボールクラブ　17時〜20時半

水曜日　学習塾　17時半〜21時（4月から。それ以前は水泳教室だった）

木曜日　ドッジボールクラブ　17時〜20時半

金曜日　学習塾　17時半〜21時

土曜日　ドッジボールクラブ　9時半〜12時半　時に剣道の練習

日曜日　ドッジボールクラブ　月2回大会出場

〔練習内容〕

① 水泳教室について

　中国地方で有力選手を輩出するほどの名門スクールで，L君も県大会に出場するほどの成績を収めていた。ほとんど休憩せずに，1時間半で4,500mの距離を泳ぎっぱなしであった。具体的には，ウォーミングアップの泳ぎから始まり，個人メドレーを繰り返す，ビート板や足ヒレ等の補助具を使って泳ぐ，潜水25m，インターバルトレーニング（スピードを決め，様々な速さで泳ぐ）等，バラエティに富んだものであった。負荷のかけ方も心拍数を測定しながら行われた。例えば，ウォーミングアップの段階で心拍数24〜26回/10秒，さらに27〜29回/10秒，

30〜32回/10秒以上（安静時の心拍数のおよそ3倍速度）と負荷をかけていった。

② ドッジボールクラブについて

　県大会に出場するほどの名門クラブであり，日に3時間の練習であった。準備体操（1時間）は，ランニング15分，25mのシャトルラン（ゆっくり走る→ダッシュ→全力ダッシュ）15分，ハーフスクワット500〜1,000回，腕立て伏せ50〜100回，体育館の端から端まで手押し車を行った後に折り返し地点で腕立て10回のセットを3〜5往復。腹筋・背筋を50〜100回。

　ボールを持った練習（1時間）は，二人組で近距離や遠距離でのボールの投げ合いを行った後にミニゲーム形式で試合を行う。通常の試合コートより狭い広さで，コート外の者がコート内の者を狙ってボールを投げ入れていく。コート内の者はボールに当たらないよう全力ダッシュで逃げ，ターンを延々繰り返す。

　練習試合（1時間）は，クラブのOB（中学生・高校生）相手に行う。体力・技術も違う中学生・高校生が，小学生を相手に手抜きをしないで試合を行う。

　このような3時間の練習では，まじめに行う子と手抜きをする子に分かれるが，L君は全く手抜きをしないため，チームのキャプテン候補の一人とされていた。ドッジボールの練習については，剣道の有段者である父親が見ても，かなりハードであり，普通の運動部に所属してきた者でも，まじめにやれば倒れてしまうのではと思うような練習だった。

③ 学習塾について

進学コースを選択したため，課される宿題の量が多く，運動部の練習以外の空いた時間に，学校の宿題も含めて一緒にとりかかるしかなかった。そのため，5年生になってから，休憩時間がなく，運動するか勉強するかのどちらかとなり，就寝時間も22時半過ぎになっていた。

〔食事と睡眠〕厚生労働省の「日本人の食事摂取基準」（2015年版）では，運動量の多い10〜11歳男児の必要カロリーはおよそ2,500kcalである。母親の話によると栄養のバランスはとれていたが，摂取カロリーはおよそ2,000kcal程度であった。元栄養士である母親はL君の摂取カロリーが運動量に対して少ないと考え，食事量を増やしたり食間の補食を摂ったりするよう促した。

　しかし，L君は運動前にバナナやクッキーなどの補食を摂るようにしたものの少量でしかなく，全体の食事量もほとんど増えなかった。蛋白質は肉よりも主に魚を摂っていた。帰宅はほぼ21時半頃。食事と入浴を済ませ，就寝は22時半過ぎ。朝6時起床。睡眠時間は8時間弱であった。通常の5年生でも9時間から10時間は必要とされていることからすれば，明らかに睡眠不足であった。

　L君が5年生になってから，このような生活が続いた。帰宅後に横になったまま寝入ってしまうなどの疲れた様子が見られたため，両親はL君が体を壊してしまわないか心配になり，L君の運動量を控えさせて休憩時間や睡眠時間を増やすことを考えていたところであった。

〈肺炎になる直近の生活〉
〔5月初旬の状況〕5月のゴールデンウィークにドッジ

ボールの大きな大会が控えていたため，4月からは普段の練習に加えて日曜日も練習があり，練習も大会に向け非常にハードなものとなっていた。L君は4月中旬ぐらいから，アキレス腱の痛みをしきりに訴えていた。

ドッジボール大会は，バスで隣県まで移動して前泊した。その夜に皆で深夜までテレビゲームを行ってしまい，チームメイトのほとんどが睡眠不足の状態になり，当日は数試合で敗退してしまった。敗退した後に，深夜までテレビゲームをしていたことがコーチに知れ，コーチからお説教をもらってしまった。当日は肌寒い日であり，試合終了後も，閉会式まで薄着のユニフォームで過ごしていたことで，体を冷やしてしまったかもしれないと母親から話があった。

連休終了後の月曜日も，学校から帰宅した後に水泳教室に行ったが，母親はいつもに比べて元気がないように感じていた。火曜日もドッジボールの練習に参加した。

〔発症からの経過〕5月9日に朝から咽頭痛が生じたが，発熱はないため，登校した。学校から帰宅後，倦怠感を訴えたため，熱を測ると38.7度の発熱があった。母親によると，L君がカゼをひいた場合には38度台の熱がよく出ていたが，いつも食事をしっかり摂らせ，早く寝かせると翌日には熱が下がるので，この日も早めに就寝させたということであった。

10日の朝にも38度の熱があったため，近医を受診した。この頃，周囲でインフルエンザが流行していたが，インフルエンザ検査は陰性であった。周囲でマイコプラズマに感染しているような者はいなかった。処方された薬を

内服して休んだが，38度台の熱は持続していた。横になって寝るように母親に言われたが，布団の中でじっとしていることができず，パジャマ姿の薄着でマンガを読んでいたり，テレビゲームをしていたりしたため，母親からたびたび注意を受けた。

　11日も朝から38度の発熱あり，昼過ぎには40度に上昇したため，近医を受診した。しかし，インフルエンザ検査では陰性であった。細菌感染も疑われるということで処方された抗生剤（フロモックス）をこの日より内服した。一日中ぐったりし，寝ていた。12日も朝から38度〜40度の発熱あり，前日と同様に一日中寝ていた。この日より，乾性咳嗽が出現した。13日も解熱せず，夜間には咳嗽のために何度も起きてしまうようになり，咳込みによる嘔吐症状も現れた。そのため，摂取した水分も嘔吐してしまった。14日になっても症状の改善がなく，近医を受診したところ，胸部単純写真にて肺炎が疑われ，紹介入院となった。

　以上がL君の正常な生理構造である［Ⓐ］の状態から，歪んだ［Ⓑ］の状態へと転化した過程の事実である。

　(2) 患児の正常な生理構造の状態から
　　　歪んだ状態へ至る過程の構造を説く

　① 人間一般から捉えた学童期の特殊的一般性を見よう
指導医　L君が肺炎になるまでの過程の事実を報告してくれたが，ここまで詳しくよく聞いてきたね。これだけの事実を聞い

てくるのは大変だったと思うが。

研修医　はい。先生が「健康に育って日頃元気だった小学生が
肺炎になってしまったのには，肺炎に至ってしまった理由が何
かあるはずである。今後，肺炎を含め大きな病気にならないよ
うにするには，それまでの過程を振り返って理由を明らかにし
ておく必要がある」と言われたので，きちんと聞いてこないと
いけないと思いました。ご両親にお話を聞く目的をしっかりお
伝えしたので，詳しくお話をしていただけたのだと思います。

指導医　そうだったのだね。これだけ具体的に事実を聞いてき
たことがなぜよかったかと言えば，そのことによってL君の
生活の中身がどのようなものだったのかということを，生き生
きとアタマの中に描くことができるからなのだよ。

　その人の生活の中身がどのようなものだったのかということ
をアタマの中に生き生きと描けてこそ，その構造に入っていく
ことができ，病気になった必然性を浮上させることができるの
だからね。これは理論的実践において，とても大事なことなの
である。今回の君の取り組みは，高く評価できることだよ。

研修医　ありがとうございます。

指導医　では君は，L君の［Ⓐ］から［Ⓑ］への過程の事実を
聞いてどう思ったかな？

研修医　まず率直な感想としては，L君があまりにもがむしゃ
らに，スポーツや勉強に励んでいて驚きました。頑張り屋です
ごいなと思う反面，こんなに無茶をしていれば当然に体を壊す
よな……と思いました。

指導医　なるほど。それで，L君が病気になった原因は掴めた
かな？

研修医　それは過労ではないかと。まだ10歳という子供なのに，

息つく暇もなく勉強しているか，スポーツしているかという生活なんて，やり過ぎではないかと思います。そんな生活をしていたら，大人でも病気になるんじゃないかと思いました。

指導医　L君は過労によって病気になったということならば，その過労の中身が問題となる。君は，L君の生活のどのようなところが過労になると思ったのだろうか？

研修医　それは，L君の課外活動です。毎日何らかの課外活動をしていて，その課外活動の水泳やドッジボールの練習は厳しいですし……。

指導医　しかしL君の場合，水泳は小学校入学時から始めているし，ドッジボールは小学4年生から始めている。それが，小学5年生になって過労ということはどういうことなのだろうか？

研修医　そうですね。小学5年生からは，学習塾が始まっていますから，この学習塾が過労の原因ですかね……。

指導医　一方で，L君と全く同じというわけではなくても，最近は，習い事をたくさん行っている子供は多いと思う。L君の水泳やドッジボール，学習塾の仲間がみんな過労で病気になっているわけではないからね。

研修医　うーん。L君は確かに，子供の割に運動や勉強をやり過ぎだとは思うのですが，どういうところが過労なのかと言われても，分からないですね……。

指導医　過労ということを，L君の事実だけで考えようとしても，やはり難しいね。この事実の構造を見ていくということにおいても，そもそも小学5年生くらいの子供は，人間においてどういう段階にあるのか，さらにそのような段階にある子供が，健康を保つためにどのように生活していくことが必要なのかが

分かっていなければならない。

　すなわち，人間が正常な生理構造を保ちながら生きていくためにはどのような生活を送るべきなのかという，人間一般をふまえて学童期の特殊性を捉え，そこからL君の事実を見ていかなければならないのである。そうでなければ，L君の生活のどこに無理があるのか，なぜ過労になってしまうのかという判断ができないからね。

研修医　ここでもやはり一般性をふまえて見ていくことが必要なのですね。

指導医　そういうことだ。一般性というのは，個別の事実を判断するための，言うなればモノサシとしての役割を果たすからだよ。それでは，人間の一生において，10歳男児がどのような段階にあるのか，君は分かるだろうか？

研修医　えっ！　そんな，10歳男児がどんな段階かと言われても……。そんなことは考えたことがありませんでした。

指導医　それでは医師としては失格だ。人間の一生のそれぞれの特殊性を理解していなければ，その年代の病気など分かりようがない。

　人間の一生から小児期を捉えると，最も大切な小児期の特殊性は，成長発達しているということである。そしてL君の，10歳というのは学童期と呼ばれ，成長発達の真只中であり，その学童期の後半は思春期の直前の状態へとなっていくと言える。

　この成長発達の真只中にある小児にとって，健康を保つために重要なことがいくつかある。小児は代謝が活発であるから，その活発な代謝を支える材料となる食がまずは大切になる。具体的に言えば，小児は成人に比べて成長が加味される分，体重1kg当たりの基礎代謝量（＝基礎代謝基準値）が大きい。そ

して体全体の基礎代謝量は，それぞれの年齢の基礎代謝基準値をもとにして，それぞれの年齢相応の体重に応じて推定される。さらに活動量が多ければ多い分だけ，摂取すべき栄養量は増えていくのである。一般的にこのように算定され，10歳男児で活動量が多い子供に必要な栄養量は，君が報告したL君の事実の中にもあったように，1日2,500kcalとされているのである。

研修医　そんなに食べないといけないのですね。しかもしっかりと体をつくるためには，カルシウムや良質な蛋白などを含んだバランスのとれた食事を摂らないといけないのですね。

指導医　その通りだよ。次に，睡眠については，どうか。この睡眠というのは，成長期には極めて重要なのである。「寝る子は育つ」と昔から言われるが，これは何も赤ん坊に限ったことではなく，成長期の小児のすべてにあてはまることである。10歳であれば，最低でも9時間，通常は10時間必要だと言われている。

　そもそも睡眠というのは何かと言えば，日中の活動による疲労とその活動に伴う体の歪みを回復させる働きを持っているのである。したがって活動による疲労が多ければ多いほど，またそれに伴う歪みが大きいほどに回復させることが必要になるから，睡眠時間は多くとらなければならない。しかも，成長期にはそれに加えて体を成長発達させるためにも十分な睡眠が必要だから，二重の意味で十分な睡眠時間の確保が大事なのである。

研修医　成長期に睡眠が必要なのは，睡眠中に成長ホルモンが分泌するからと学生時代に憶えましたが，睡眠の重要性も単にホルモンの問題ではなく，そもそも睡眠とは何かという一般性をふまえた上で考えないといけないのですね。

指導医　一般性をふまえるということの意味が少しずつ分かっ

てきたようだね。

　さて次に成長期である小児にとって大事なことは，認識の問題である。そもそも人間の生活というのは，その人の認識によって大きく規定されるのであるが，子供の場合，まずは親の教育によってつくられる面が大きい。しかし学童期の後半になると子供は，子供の小社会としての人間関係を重要視するようになり，親から徐々に自立していくようになる分，子供自身の意志が自らの生活に大きく影響していくようになるのである。それでは，こうした成長期の特殊性をふまえて，L君の生活の中身を検討していくこととしよう。

② 学童期の特殊的一般性から
　　　患児の生理構造が歪んでいく過程を捉える

研修医　まず，母親が元栄養士ということもあり，食事のバランスには気を配っていたということです。ただ，小学5年生になるまでの段階で，運動と睡眠においては気になることがあります。一つは「遊び疲れて，夕食も摂らないで寝てしまうこともよくあった」とありますが，体力以上に活動してしまうことが以前からあったのだと思いました。

　もう一つは，5年生になるまでは睡眠時間が9時間だったということです。小学校入学後には剣道，水泳をやり，4年生からはドッジボールクラブに通い始めたということでした。特にドッジボールクラブの練習は1日3時間で，その内容も聞いてみると小学生とは思えないようなハードなものだと思いました。こんなに運動しているのだから，睡眠は少なくとも10時間くらい必要であり，L君は睡眠時間が不足気味だと思います。

指導医　この段階で気になるのは，それだけだろうか。

研修医　まだ，何かあるのですか？

指導医　ここで大事なことは，L君が勉強・運動ともに優秀で，「でき過ぎ君」と呼ばれていたくらいだったことである。もっと分かり易く書いてあるところは，ドッジボールの詳しい練習内容が記された箇所に「このような3時間の練習では，まじめに行う子と手抜きをする子に分かれるが，L君は全く手抜きをしないため，チームのキャプテン候補の一人とされていた」ということである。これがどうして大事なのか分かるだろうか。

研修医　あんなハードな練習なら，普通，手を抜いてしまう子が多いと思いますが，L君は手を抜かないということですよね。それだけ，頑張り屋なのだと思いますが，オーバーワークでもそれに気がつかないタイプということですか。

指導医　先程説明したように，人間は本能ではなく，その人のつくられてきた認識によってすべての行動が規定される。したがってL君はそれまでの両親の育て方によって，「でき過ぎ君」と呼ばれるくらい，勉強も運動も頑張る性格に育っていたということだろうね。では，小学5年生になってからはどうだろう。

研修医　はい。5年生になってから，それまでと変わったことと言えば，水泳やドッジボールの練習の上に，進学校の受験を意識して，学習塾に週2回通い始めたことです。そのことが何に影響してきたかと言えば，睡眠と食事です。

　帰宅は夜の9時過ぎで，食事もその後になっています。さらに就寝が夜10時半過ぎとなり，睡眠時間が8時間弱になってしまいました。L君は2,000kcalを摂取していたようですが，活動量の多い小学5年生に必要な栄養量は2,500kcalとされており，運動に見合った食事が摂れていなかったと思います。

指導医　では，それが生理構造にどのような変化をもたらした

のだろうか。

研修医　L君の活動量は増えているにもかかわらず，摂取する栄養は足りず，睡眠時間も明らかに少なくなっています。活動量が増えれば体の疲労も増します。体の疲労が増せば，その疲労を回復させるために，体の細胞をつくり修復していくための栄養素や睡眠時間を十分にとる必要があったにもかかわらず，L君は疲労の回復に必要な栄養素も睡眠時間も十分にとれなくなっていき，疲労が蓄積していったということだと思います。いつ倒れてもおかしくないくらいでした。

指導医　その頃の，L君の認識はどうだったかな。

研修医　はい。L君は非常に頑張り屋で，1か月間，運動も塾も休むことなく続けています。しかも，他の子が手を抜くような場面でも手を抜かないで頑張り続けました。自分の経験だと，運動と勉強で忙しくなって睡眠不足の日々が続くと，体の疲労がとれないためにクラブや塾を休んだりしたくなるのですが。

指導医　そういうことだよ。しかしそのような認識にもかかわらず，少しずつ疲労が蓄積されていることが，L君の生活状況にも表れてきている。例えば，帰宅後横になったまま寝入ってしまうなど，体がそれだけ睡眠を必要としてきているということの表れである。母親が促してもL君の食事量が増えなかったというのも，たくさん食べられるだけの元気がなくなってきていたということでもあるだろうね。

研修医　「でき過ぎ君」と言われるくらいの頑張り屋のL君だからこそ，疲れ果ててきつい状況でも頑張りたいと思っていただろうし，実際に頑張ってしまったのですね。

指導医　そうだね。しかし，4月中旬頃からL君は，アキレス腱の痛みを訴えている。これもアキレス腱に負担のかかる運

動のし過ぎと，その運動のし過ぎによる歪みに対して回復過程が十分にとれていないことの表れだったのではないだろうか。

研修医　なるほど。この時のL君の状態では，いつ病気になってもおかしくはなかったと思えてきます。

指導医　では，先へ進もう。

研修医　次は，ドッジボールの大会の時から発症までの状態です。大会会場は隣県であり，バスで移動しています。そして，チームのみんなで深夜までテレビゲームをして睡眠不足になった状態で，試合をしました。試合には負けてしまい，しかもテレビゲームのことがコーチに知れて，寒空の下で薄着のユニフォームのままお説教されてしまいました。

　帰りもまたバスだったと思いますが，この一日でかなり疲れたはずだと思います。それでも翌日はいつものように水泳教室に行き，母親はL君の元気がないように感じたようでしたが，翌日もL君はドッジボールの練習に行き，とうとうその翌日に38.7度の熱が出てしまいました。

　こうして見てくると，大会前の段階ですでに，運動のし過ぎとそれに見合う回復過程が十分にとれていない状態が続いており，疲労が蓄積して正常な生理構造がギリギリ保たれていたに過ぎない状態だったのではないかと思います。

　そういう状態で迎えたドッジボール大会であり，大会では隣県にバスで移動しただけでも疲れると思いますが，その夜も睡眠不足になり，そのような状態で試合をしただけでなく，寒空の下で薄着のユニフォームで過ごしたため，お母さんの言われる通り，体を冷やしてしまったと思います。

指導医　体を冷やすとなぜいけないのだろうか。

研修医　免疫力が低下するということでしょうか。

指導医　それももちろんであるが，それだけでなく，体を冷やすと神経の働きも鈍くなり，血流も低下してしまう。つまり，人間は熱を保つことによって代謝を維持しているわけだから，体を冷やすということは代謝を不活発にし，体のすべての機能を低下させてしまうことになり，当然に回復過程も不十分になってしまうのである。

　つまり，この時のL君の状態であれば，体を冷やすことによって疲労からの回復が間に合わなくなり，生理構造が歪んだ状態に一気に転化してしまいかねないという，いわば結節点にきていたということである。

研修医　正常な生理構造を保つには限界にきていたということですね。

指導医　そうだ。さらに十分に休息をとるべき段階であったにもかかわらず，L君は大会から帰ってきてから，翌日には水泳教室に行っているね。

研修医　はい。自分の高校時代の部活では，大会の翌日の練習は休みでした。L君も大会の翌日やその次の日くらいまで運動を休んで，回復過程をしっかりとるべきだったのですね。

指導医　母親がL君の元気がなかったと言っているが，そこでL君は自分が疲れていることをしっかりと捉えて，翌日のドッジボールの練習を休むべきだったのだが，L君の性格上，頑張ってしまったのだろうね。こうして見ると大会までの過程では，徐々に生理構造が弱まってきていたものが，大会から翌々日にかけての過程で，生理構造が急激に歪んだ状態へと転化してしまったことが分かるのである。

研修医　L君の「手を抜かない」性格が，なぜ病気になったのかを考える時のキーワードだということがよく分かりました。

しかも，L君は熱発してからもおとなしく寝ていなかったために，病状が悪化してしまいました。このようにL君は，5年生になってからの運動と塾通いのハードな生活のままでは，今回の大会に限らず，何らかの無理をするきっかけがあるか，きっかけがなくてもそのままの生活を頑張って続けていたら，いつか病気になってしまったように思います。

指導医 まずは一般的に，L君が正常な生理構造が歪んだ状態へとなってしまったという必然性，分かり易く言えば，なるほどこのような過程で病気になってしまったのだなあ，と分かったようだね。しかし，問題はここで終わりではないね。

研修医 ここから先と言うと……。

指導医 L君は正常な生理構造の状態が弱まり，L君の体にどのような歪みが起こってもおかしくなかった状況の中で，なぜマイコプラズマ肺炎に至ったのかということを見ていかなければならないのである。

研修医 そうですね。よろしくお願いします。

　ここまでの検討では，人間の一般性から学童期の特殊性を捉え，その学童期の特殊的一般性をふまえて，患児の生活の中身の構造を捉えていった。

　そこでは，その年齢としてはやや過度と思われる運動量の上に塾の勉強が加わったために，活動量に対してしっかりと回復過程がとれるだけの栄養と睡眠が慢性的に不足していったことが分かった。そのような状態が続いていた中で，さらに大会中に体を冷やしたことや大会に伴う疲れを回復させることもなくハードな練習を続けたことが直接的な引き金となって，急激に生理構造が歪んだ状態に転化してしまったということが見えて

きたのである。

（3）患児がなぜ肺炎にまで至ったのかの
構造を見ていくために必要なこととは

　では次に，そのような状態になったＬ君がなぜマイコプラ
ズマ肺炎を発症したのかという構造について，呼吸器官の特殊
性から説いていくこととする。

　指導医と研修医の間で，次のような対話があった。

指導医　では，Ｌ君がなぜマイコプラズマ肺炎になったのかを
見ていこう。

研修医　それは，Ｌ君の体のどこが歪んでもおかしくないとい
う状況の中で，マイコプラズマがたまたまＬ君の体内に侵入し，
感染したからではないのですか？　もし，Ｌ君のこのような体
の状態が，たまたまインフルエンザが流行している時期になっ
てしまったとしたら，Ｌ君はインフルエンザになっていたので
はないかなぁと思うのですけれど。

指導医　確かに，Ｌ君の体の状態は，正常な生理構造がいつど
のように歪んでもおかしくない状態であったから，Ｌ君の体内
に侵入し，感染したのが，偶然にもマイコプラズマだったとい
う面はあるけれども，本当にそれだけだろうか？　というのも，
マイコプラズマが体内に侵入したからといって，必ずしも肺炎
になるわけではないことは，前回確認したからね。

　だから，Ｌ君が肺炎にまで至ったのは，肺炎に至るだけの理
由があったということであり，その構造が分からないと，きち
んとＬ君の病態を理解できたとは言えないよ。

研修医　そうですね。でも先生，前回，Ｌ君の ［Ⓐ］ → ［Ⓑ］

については，かなり詳細に聞いてきたのですけれど，それを見てもＬ君の体が弱まって当然だなっていうことくらいしか，分からないような気がして途方にくれています。

指導医　君は［Ⓐ］→［Ⓑ］の過程についての事実を詳細に聞いてはみたが，このままでは，どのようにＬ君の過程に切り込んでいったらよいのか分からないということだが，本当にそうだろうか？　その構造を見ていくための筋道を示してくれる一般論が必要なのではなかったのかな。

　マイコプラズマ肺炎は，呼吸器官に正常な生理構造の歪みが生じたのであるから，Ｌ君の［Ⓐ］→［Ⓑ］の過程には，特に呼吸器官において正常な生理構造が歪んでいくという特殊性が含まれていたはずなんだ。だからこそ，全体的に弱っていてどこが病気になってもおかしくないと思われる状態の中で，肺炎を起こしたわけだからね。

　では，その特殊性は何だったのか？　ということが問われることになる。それが分かるためには，「呼吸とは何か」「呼吸系の器官とは何か」，それをふまえた「呼吸系の病気とは何か」の論理から，改めてＬ君の［Ⓐ］→［Ⓑ］の過程を見ていくことが必要で，そうすることによってようやくその構造が見えてくるものなのだ。ここで「呼吸系」と言った理由は後で説明しよう。

研修医　今回も，やっぱり一般性からなのですね。その……。今回は，呼吸器官だから，一般性のようなものは正直要らないのかなって思う節もあったんです。というのも，肝炎の症例は，肝臓の働きが本当に多岐にわたっているため，その働きをただ並べてある教科書を見ているだけでは，肝臓がそもそもどういう働きを担っているのかということ自体がなかなか掴めなくて

……。だからこそ，「肝臓とは何か」「肝臓病とは何か」の論理が必要なんだと理解することができました。それに対して今回の呼吸器官は，呼吸するという，とても分かり易い働きをしている臓器だから，あえて難しく「呼吸器官とは何か」の論理から考える必要はないのかなぁと思っていたんです。

指導医　そうか。では「呼吸とは何か」「呼吸系の器官とは何か」，そしてそれをふまえた「呼吸系の病気とは何か」の論理から，L君の正常な生理構造が歪んでいった過程を見ていくことで，L君の病態を理解するためには，肝炎の症例と同じように，論理的・理論的に考えることが有用だということを実感してもらうことにしよう。

第4節　「呼吸とは何か」「呼吸系の器官とは何か」についての教科書の説明

（1）教科書による呼吸器官の生理構造の知識的な学び

指導医　それではまずL君の［Ⓑ］の状態において，正常な生理構造がどのように歪んでいたのか，つまり肺炎の病態について，その生理構造をしっかりと見ておく必要があるだろう。

　そのためにまずは，L君の歪んだ生理構造を把握するための前提となる，そもそも呼吸器官の正常な生理構造がどういうものかということを，君はきちんと把握しているだろうか？

研修医　はい。今まで先生にご指導をいただいて，正常な生理構造を理解することがとても大切だと分かってきましたので，自分で勉強してみました。生理学に説かれている教科書的なことを述べてみます。

呼吸とは，外界から酸素を取り入れて，酸素を組織，細胞まで運び，細胞が取り入れた酸素を消費して代謝を行って，その結果生じてきた二酸化炭素を体外に排泄する全過程を指します。

　その全過程のうち，外界の空気を，気道を通して肺胞にまで導き，その空気中の酸素を大量に血液中に取り込ませるとともに，血液中から肺胞内に移行してきた二酸化炭素を多く含む空気を，気道を介して排出する過程を外呼吸といいます。

　一方，組織の毛細血管まで運ばれてきた酸素は，細胞外液に移行し，細胞内，さらにはミトコンドリアまで拡散して，そこで行われる代謝で消費され，二酸化炭素と水が生成されます。その二酸化炭素が細胞外液中に移行し，毛細血管内の血液へと拡散する過程は内呼吸あるいは組織呼吸と呼ばれます。

　私達が学んだ生理学の教科書では，この外呼吸を呼吸の生理として説明し，内呼吸に関しては生化学の教科書で述べるのが通例であり，通常呼吸器官とは，この外呼吸を担う組織のことを言います。

　呼吸器官の構造ですが，鼻腔から呼吸細気管支に至る導管系は空気を運ぶ通路で気道と呼ばれます。肺は，気管支が繰り返し分岐してできる細い気道と，その末端にあって3億におよぶと言われる肺胞，その肺胞をガス交換のために取り囲む血管，結合組織，肺の組織に栄養と酸素を与えるための血管，肺全体の被膜（肺胸膜）などからなります。

肺胸膜と壁側胸膜の間の空間は胸膜腔と呼ばれます。肺が膨らんだり，縮んだりすることにより，空気は肺の中を出入りするのですが，肺自身には自ら運動する機能はなく，肺を膨らませたり縮ませたりしているのは，肺を包んでいる胸郭とその底面にある横隔膜との連動によります。したがって，このようないわば空気を出し入れするためのポンプの働きをする胸郭や横隔膜も，呼吸器官の重要な一部とされています。

　次に，呼吸器官の機能ですが，生理学で呼吸とされている外呼吸の段階を要約すると次のようになります。

　まず呼吸器官は，ポンプの作用により，気道を通して外気を肺胞に取り入れ，また排出させるのであり，この過程を換気と言います。次に肺胞内に入った酸素は肺胞壁を取り巻く毛細血管中の血液に拡散していき，逆に血液中の二酸化炭素は肺胞内へ拡散していきます。これらのガスの移動は肺胞内空気と血液の間のそれぞれのガス圧の差（圧勾配）に従って行われます。

　さらに血液が肺胞から受け取った酸素は，血液を循環させる心臓のポンプの働きによって，体のすみずみにある毛細血管に運ばれます。また，細胞が産生した二酸化炭素は毛細血管から肺胞まで運ばれます。

　以上の呼吸の段階を見ると，呼吸器官は外界の空気と肺胞内の空気の交換，肺胞内の空気と血液中の酸素と二酸化炭素の交換の段階に関与しており，血液による酸素と二酸化炭素の運搬の段階は循環器官（心臓によるポンプの働きと血液の性質）が担っています。

（『ガイトン生理学　原著第11版』原著者　Arthur C.Guyton,

John E.Hall，御手洗玄洋 総監訳，エルゼビア・ジャパン
『標準生理学 第8版』小澤瀞司・福田康一郎 監修，本間研
一 他編集，医学書院 『シンプル生理学 改訂第6版』貴邑
冨久子・根来英雄 共著，南江堂　などを参照）

　以上が，生理学における呼吸器官の構造と機能になると思う
のですが，いかがでしょうか。

　（2）教科書による呼吸器官の生理構造の説明の欠陥
指導医　確かに生理学の教科書の内容をよく復習してはきたが，
残念ながら，人間の正常な生理構造についての君の説明は，肝
心なところが抜けている。
　その証拠に君は，今の呼吸器官の正常な生理構造の説明から，
正常な生理構造のどこが歪んだために肺炎になるのか，つまり
L君はどの部分が歪んだために肺炎にまで至ったのかというこ
とにつなげて説明することができるだろうか？
研修医　そう指摘されると……。自分が説明した呼吸について
の正常な生理構造が，肺炎とどのようにつながるのかと言われ
ると，自分でもよく分かりません。
指導医　確かに，今君が説明した内容は，生理学の教科書の呼
吸の章に書いてある内容だとは思うけれども，君の説明は，呼
吸器官の正常な生理構造のうちの，肺におけるガス交換につい
てだけ述べたに過ぎない。
　L君がなぜ肺炎になったのかを考えるにあたって大切なのは，
そもそも人間が生きていくために，外界との相互浸透がどのよ
うに行われているのかということであり，その外界との相互浸
透のあり方が呼吸器官ではどのように行われているのかという

ことなのである。しかしながら，生理学の教科書に呼吸器官の生理として挙げられているガス交換は，呼吸器官における外界との相互浸透の過程のほんの一部に過ぎないのである。

　したがってまず君の説明で足りないのは，呼吸器官が外界と相互浸透する最初の過程である，空気を体内へ取り込むということ，つまり鼻や口からの空気を取り込む過程である。

　自分が呼吸している事実を考えてみれば分かるように，空気は鼻や口から取り込まれるのであり，その過程で大きな異物はまず鼻毛などにより取り除かれ，細かい異物も気管支の線毛などによって取り除かれている。また気道の粘膜により，取り込んだ空気に対して加湿も行われている。先程の君の説明で，ここの過程を飛ばした理由はなぜかな？

研修医　えっ？　気道についてですか？　もちろん，知識としては知っていますが……。それは免疫に関わる話なのかと思って……。あと，呼吸と言うと，ガス交換を行う肺がメインなのかなぁと思いました。

　今回は肺炎の症例なので，肺の正常な生理構造を見ていかなければならないのだろうと思いました。なぜ肺炎を考えるのに，肺の正常な生理構造だけではダメなのですか？

指導医　肺炎を説くのに肺の正常な生理構造だけではなぜダメなのか，なぜ鼻腔や気管支などの気道についても問うのかという君の疑問は，生理構造ということが分かっていないことから生じる疑問である。なぜなら，解剖学的に分解した肺だけで，生きるということに必要な呼吸という生理構造を担うことはできないだろう。

　肺は口，鼻からの気道をも含めた呼吸器官全体として，呼吸という生理構造を担っている。つまり呼吸を担う呼吸器官とい

う器官のレベルで初めて，代謝を担う肝臓系というレベルと，生理構造としては同一になるのである。したがって，呼吸を担うつながり（系）を持った器官，すなわち「呼吸系の器官」と捉えることが大切なのである。

　一方で君は，肺炎を考えるには肺の正常な生理構造が分かればよいのではないかと疑問を呈しながら，呼吸器官の解剖的な構造の説明としては，鼻腔や気管支についても触れていたのはなぜなのだろうか？

研修医　そう言われると……。そういう風に気道が関係ないと思っていたわけではありませんでした。でも改めて考えてみると，生理学の教科書にガス交換のことばかりが書かれているということもあって……。

（3）呼吸の生理構造を
###　　　生き生きとした像として描く必要性がある

指導医　今回の君の説明で，気道の過程が抜け落ちてしまったのは，君が生きている人間の体の生理構造を，現実に生きている事実からイキイキと頭に描くことができておらず，生理学の教科書に書かれている文字をただ暗記したことで，理解できているようなつもりになっていたことが原因だと思う。

　生きている人間の内部で時々刻々変化し続けている正常な生理構造を，まるで体の中が透けて見えるかのように，イキイキと動いている像として頭に思い描くことができるようになるためには，そのための研鑽を積み重ねて，実力をつけていかなければならない。その実力をつけるためには，生理学の教科書に書いてある知識を暗記するだけではダメなのであり，そのような詳細な知識を学ぶ前にやらなければならないことがある。

それは，まず生きている人間の体の内部を大雑把に像として描いてみることである。ここで大雑把にというのは，君達が中学校の保健体育で習ったレベルの知識で，ということである。

　つまり人間の体の内部の構造は，大きくは主に代謝を担う，肺や胃腸や心臓，肝臓，腎臓などの内臓系と，主に運動を担う筋肉や骨などと目や耳などの運動・感覚系とがあり，それらを一体のものとして統括しているものが，脳をいわば元締めとする神経・ホルモン系であると捉えられる。

　もう少し具体的に言えば，人間の体の内部では，摂取した食べ物が主に胃で消化され腸から吸収されて，肝臓で人間が生きるために必要な物質につくり変えられ，肺から取り入れた酸素とともに心臓の働きによって全身の細胞に送られ，人間が生きて活動するための代謝に使われ，その結果生じたものは再び血液で運ばれ不要な物質は肺や腎臓から排出される。そしてそれらの過程はすべて，時々刻々変化する内界・外界に対応して神経やホルモンを介して脳によって総括・統括されているということである。

　こうして，生きている人間の内部構造をそれなりに像として描けたら，次に考えなくてはならないのは，このような内部構造を持った人間が外界と相互浸透することによって生きているということを，その像に加えて描くことである。

　つまり，人間が太陽を浴び，外気を呼吸し，水や動物や植物を調理して食べ，排泄し，さらには社会の中で労働し，家に帰って休息する……という生活と，人間の体の内部構造の変化を像として重ねて描くことである。

　このようにして，人間が生きているということを，中学生でも分かるレベルで大雑把に描けたら，ようやく次に，生理学の

教科書に載っている知識の中で，医師が病気を理解していく上で必要にして十分な知識をその大枠の中に収めていくのである。

その内容が，先程君が言った，肺の換気のしくみや肺胞でのガス交換のしくみなどである。そういう知識も自分のアタマにつくった人間の内部構造の像の中にいわば埋め込み，その像そのものをダイナミックに動かしていかなければならない。そういう像を描けて初めて「まるで体の中が透けて見えるようになった」と言ってよいのである。

しかしそのように，体の中が透けて見えるような像を形成できるようになったら，「なぜL君は肺炎になったのか」が分かるようになるかというと，残念ながらそう簡単ではない。

それが分かるためには，そもそも「病気とは何か」とともに，そもそも「呼吸とは何か」「呼吸を担う器官とは何か」が理解できていなければならないのである。

君には難しいかもしれないが，「体の中が透けて見えるような像を形成する」というのは現象のレベルの問題であり，「病気とは何か」「呼吸とは何か」というのは論理のレベルの問題なのである。

そして，医師として医療現場で理論的実践をしていくためには，必要にして十分な文化遺産を習得して，現象レベルの像を自由自在に描ける実力をつけなければならないのは当然であるが，序章で説いたように，さらに事実の構造に分け入っていくためには，理論を駆使できるまでに修得しておくことが必須となるのである。

この症例で言えば，なぜL君が肺炎になったのかを解明するためには，「病気とは何か」に加えて，「呼吸とは何か」「呼吸系の器官とは何か」を理解していなければならない。そのよ

うな実力をつけてほしいからこそ，君と症例について対話を続けているのだよ。

　さて，この「呼吸とは何か」「呼吸系の器官とは何か」の論理が分かるために，さらに君の疑問である「なぜ肺とは何かではなく，肺と気道を一体として，呼吸系の器官とは何かを考えなければならないのか」を分かるためにもまた，「生命の歴史」から捉えなければならないのである。

　つまり，そもそも生命体はなぜ呼吸することが必要なのか，進化の過程でどのようにして呼吸系の器官ができ，かつ発達してきたのかを辿らなければならないのである。

　なぜ，生命の歴史を辿らなければならないのかということについては，序章でも第1章でも説明したように，地球上の生命体の中で，最も進化発展して複雑になった人間の呼吸や呼吸系の器官だけを見ていては，「呼吸とは何か」「呼吸系の器官とは何か」の論理を導き出すことは困難だからである。

研修医　確かに呼吸器官は呼吸をするための器官だと言えるので，肝臓の機能と比較してとても分かり易いと思っていましたが，でも，「なぜ呼吸しなければならないのか」と問われたら，答えることができないと思いました。

指導医　それでは，「呼吸とは何か」「呼吸系の器官とは何か」の論理を措定するために，まずは生命の歴史を辿っていこう。

　ここまでの研修医と指導医の会話をまとめると，L君がなぜ肺炎になったのかについて，筋を通して（論理的に）病態を理解していくために，まず呼吸器官の正常な生理構造がどういうものかについて，生理学の教科書レベルの事実を取りあげた。

　しかしながら，生理学の教科書に記載されている呼吸器官の

生理構造は，ガス交換に関わる事実がほとんどであり，なぜ生きるために呼吸が必要なのか，なぜ呼吸器官は生理学の教科書に記載されているような構造を持っているのか，気道の持つ意味はどういうことなのか，などといったことは記載されていないのである。

　結果として，今回の研修医のように，知識としては気道の構造やガス交換の構造などを知っているにもかかわらず，それがL君の肺炎とどのように関わるのかということにつなげて考えることができないのである。

　したがって，まずはこのような断片的な知識を寄せ集めて暗記するだけではなく，患者の正常な生理構造を，あたかも体の内部が透けて見えるかのように頭の中に像を描くことができなければならない。そしてその上で，「呼吸とは何か」「呼吸系の器官とは何か」の論理から考えていくことが必要なのであり，さらに，この「呼吸とは何か」「呼吸系の器官とは何か」の論理を理解するためには，生命の歴史から，生命体においてなぜ呼吸が必要なのか，なぜ呼吸系の器官が形成されたのかを辿り返すことが必要なのである。

第5節　生命の歴史から「呼吸とは何か」 「呼吸系の器官とは何か」の論理を捉える

(1)「呼吸とは何か」を把握するために生命の歴史を辿る

　生命の歴史に関して指導医と研修医のやり取りが続くのであるが，紙面の都合上，その内容をまとめた形で説いていくこととする。

　では，「呼吸とは何か」「呼吸系の器官とは何か」の論理を措

定していくために，生命の歴史を辿り，生命体になぜ呼吸が必要なのか，なぜ呼吸系の器官が形成されたのかを見ていくことにしよう。

　生命の歴史の詳細については，『看護のための「いのちの歴史」の物語』（前出），そして『看護の生理学（第3巻）』（薄井坦子・瀬江千史 著，現代社）を参照してほしいが，今回の症例に関わる呼吸に的を絞って説いていくことにする。

　太陽から飛び出して誕生した原始地球は，兄弟星とも言える大きな衛星である月が存在したことにより，地球と一緒に飛び出した金星や火星といった他の惑星のように，次第に冷えていくという物理変化が起こっていっただけではなく，冷えては温められ，温められては冷えという過程を長い長い時間にわたって繰り返してきたため，地球の表面では可逆的な化学的変化も起こるようになっていった。これが生命現象の始まりである。

　この生命現象も長い長い間繰り返され，最初は現れては消え，消えては現れという過程を繰り返していた状態が，次第に変化しながらも変化しないという状態へと変化していった。

　しかし，そのような地球も長い長い間に，徐々にではあっても他の星と同じように物質の一般性として次第に冷えていったため，生命現象はそのままでは維持できなくなっていき，やがてこの生命現象は，水と単細胞生命体へと分化して，実体として地球上に存在するようになった。

　これが，生命体の誕生である。つまり生命現象は膜をつくって実体化することによって，地球から相対的に独立し，存在し続けることができるようになったのである。

　したがって，生命体は生きるためには，生命現象の時の，常に変化しながらも変化しないという状態を維持する必要があり

（これを恒常性という），この状態を維持するために，外界である地球と相互浸透し続けなければならない。

　すなわち，外界である地球から絶えず必要な物質を摂取し，それを自己化して，不必要になった物質を排出するという代謝を行うことによって，生命現象の時の状態をその体内で維持しようとしているのである。そして，この生命現象の時の代謝の原基形態が，呼吸の大本（原基形態）なのである。

　生命現象が実体化して単細胞生命体となり，さらに生命体は地球と相互浸透することによって，カイメン体→クラゲ→魚類→両生類→哺乳類→サル→ヒトへと発展したのであるが，ここで重要なことは，生命体のどのような段階においても，地球の物質現象の特殊な形態であった生命現象を，その内に含むことによって発展してきたということである。

　より具体的には，地球そのものと大気とが一体化したものを取り込み，自己化し，排出するという過程を維持することによって生きてきたということである。そして，その生命体と地球との相互浸透のあり方は，大きく二つに分けられる。一つは「食」であり，一つは「呼吸」である。

　生命体は，地球上の物質をエサ（食）として取り入れることによって生きているのであり，そのエサが複雑になることによって，自らの実体構造と機能をも発展させてきたのである。

　しかしながら呼吸の方は，取り入れるものは単細胞段階からヒトに至るまで，一貫して酸素である。魚類段階で呼吸器官として鰓ができ，両生類段階で肺が形成され，さらに哺乳類段階で肺の構造が複雑になっても，呼吸で一貫して酸素そのものをそのまま取り入れるあり方に変わりはなく，酸素を取り入れなければ直ちに死に至るのである。

こうした事実を見ると，呼吸は生命体の「生きる」という根本を支えるものであり，「食」は生きている実体，すなわち生命体そのものを支えるものと捉えることができる。

　だからこそ呼吸は，論理的に「生きていることの本質を支える原基形態的代謝過程」と概念化することができたのであり，これについては『看護の生理学（第3巻）』（前出）に詳しく説いてあるので参照してほしい。

　以上をしっかりとふまえた上で，もう少し詳しく「生命の歴史」における，呼吸および呼吸系の器官の発展過程を見ていくことにしよう。

(2) 生命の歴史における呼吸および呼吸系の器官の発展過程

　さて，水とともに誕生した単細胞生命体は，その水たまりの中でうごめき，水の中から自らが生きていくために必要な物質を取り込み，自己化して，不必要な物質を排出していたが，当然に水の中には酸素が存在していたのである。

　そして，自らが水を産み出すことによって地球上の水が増えていった。地球上の水が増えたことで，そのままでは流されてしまい生きられなくなった単細胞生命体は，岩に固着するために多細胞化し，カイメン体段階へと発展した。

　カイメン体段階では，新たに体の下部で岩に固着し，体の上部は水の流れに従って揺れるという運動を行うようになり，その分，単細胞生命体が行っていた代謝よりも複雑な代謝が必要となった。

　しかし，複雑になったとはいえ，カイメン体を構成する一つ一つの細胞は，単細胞生命体が行っていた代謝もまた行わなければ生きられず，さらには生命現象としての代謝の原基形態を

その内に保持しなければ生きられないのであり，当然に水の中に含まれる酸素を取り込んでいたのである。

　地球上に誕生した生命体は，地球の変化に適応して，単細胞生命体→カイメン体段階の生命体→クラゲ段階の生命体へと進化していったのであるが，クラゲ段階の生命体までは，自らが生きるために必要な酸素を体表面から水を介して取り込み，体内で拡散させることによって，自らが生きるにおいて必要な代謝を行うために利用し，不必要な代謝産物もまた体内を拡散させて運び，体表面から排出していた。

　ところが，次第に地球上の水が増えて海となり，海流が誕生したことによって，クラゲ段階の生命体は，そのままでは海流に押しつぶされたり押し流されたりしてしまい，クラゲ段階の時よりも，格段に運動性を向上させなければ生き抜くことができなくなっていった。

　そこで，クラゲ段階の生命体から進化した魚類において，体が海流で押しつぶされないように体を支え，かつ激しい海流の中を泳ぎきることができるように，体を動かすための骨や筋肉といった運動器官，それらの運動器官の激しい運動を支えるために，必要に応じて代謝を行っていくための胃腸や肝臓や心臓といった代謝器官，そしてそれらの運動器官・代謝器官が一体として働くために，神経とホルモンを介して体を総括・統括する統括器官としての脳が形成されたのであった。

　代謝器官に的を絞って説いていくと，魚類段階では，激しい運動を支えるための代謝もまた，魚類段階以前の生命体と比べると格段に複雑となった。そしてこの時，代謝の原基形態においてすでに有していた二重構造が，代謝器官が分化した際に，臓器によって実体化した形の二重性を持つようになった。

先程も説いたように，その二重構造の一つは，生命現象の段階から受け継がれてきた，生命体として生きていくための過程，すなわち呼吸であり，具体的には地球上の酸素を取り込み，それを利用することで，生きるためのエネルギーを産生する過程である。このように呼吸は「生きていることの本質を支える原基形態的代謝過程」として位置づけることが大切である。もう一つの構造は，複雑化していく体をつくっていくための「食」に関わる過程である。

　魚類の代謝器官の中で，呼吸を担うために形成された器官が鰓であった。海の中での激しい運動を支えていくためには，クラゲ段階の生命体のように，体表面から酸素を取り入れ，それを拡散させるだけでは不足し，また間に合わない。そのため，魚類においては鰓が形成されたことによって，泳ぐ中で鰓から海水を取り込み，その海水に溶け込んでいる酸素を積極的に体内に取り込むことができるようになったのである。

　鰓によって取り込まれた酸素は，心臓および脈管といった循環系ですばやく全身にくまなく運ばれることによって，全身の細胞が酸素を利用して生きるためのエネルギーを産生し，生きていくことを可能にしているのである。

　次に，魚類段階の生命体が，地球の地殻変動により上陸を余儀なくされ，両生類段階へと進化していく過程において，魚類のそのままの呼吸系の器官では大気中の酸素を利用することができなかった。

　なぜなら，魚類は泳ぐことで，あるいは水が流れることで，自然に体内に入り込んでくる水に溶け込んでいる酸素を，鰓から吸収して利用していたのであるが，陸上では水中の酸素を取り入れることができないため，魚類と同じ呼吸系の器官では酸

素を取り入れることができないからである。

　陸上で生きていくために，両生類段階の生命体において，大気から酸素を取り入れるための呼吸系の器官として，肺が形成されたのであった。

　しかしここで重要なことは，大気中の酸素はそのまま体内に取り込んではいけないということである。このように言うと，「えっ？　どういうことだろう，私達は空気中の酸素を取り込んでいるではないか」と疑問が投げかけられそうである。

　しかしその理由は，これまで辿ってきた生命の歴史にあるように，生命現象から単細胞生命体が誕生してきた，その起源に深く関わっているのである。

　生命現象とは，地球と大気が一体となって形成した物質現象の特殊な形態であり，これが生命体と水の起源なのであり，単細胞生命体は原始地球上の生命現象的な物質，すなわち水に溶け込んだ様々な物質を細胞内に取り込んでいたのである。

　したがって生命体が進化し，上陸しても生きていくために必要な酸素というのは，大気中の酸素なのではなく，やはり水中に溶け込んだ酸素でなければならないということになる。

　だからこそ，両生類以降の生命体は，そのままでは体内に取り入れて利用できない大気を，気道を通す時および肺胞内でも加湿したり浄化したりして，生命現象的に大気を変化させているのである。そうすることで，大気中の酸素を体内の細胞が利用できる酸素へと変化させて，生きていくために必要な酸素を，体内に取り込んでいるのである。

　また先程も触れたが，魚類から両生類への進化の過程で鰓から取って代わった肺は，鰓のように，泳ぐことで酸素を含んだ水が自然に取り込まれるというわけにはいかず，肺へ空気を取

り込むためのしくみもまた必要となったのである。

　だからこそ両生類以降の生命体における肺は，魚類段階での鰓のように，呼吸系の器官として単独で機能できるものと捉えてはならないのである。

　こうして，両生類段階から完全に陸上で生きることになった哺乳類においても，気道，肺，呼吸筋等が一体となった呼吸系の器官が形成されたことにより，水中で生きてきた生命体と同じように，生命現象化された酸素を取り込むことができるようになった。

　そして，全身へ運ばれて細胞内に取り込まれた酸素は，生きるためのエネルギーを産生するための代謝に利用され，代謝の結果，産生された不要物である二酸化炭素が血流によって運ばれ，肺から気道を介して，外界へと排出されることができるようになったのである。

　ここのところは，例えば，フグ中毒で呼吸筋が麻痺してしまうと，肺そのものに問題がなくとも，ガス交換が困難となり，人工呼吸器を使用するなど，適切な処置が間に合わなければ呼吸不全に陥って死に至ることは周知の通りであり，呼吸系の器官を肺単独で捉えてはならないことを示す例であると言えよう。

　以上のように，呼吸は，決して酸素と二酸化炭素のガス交換と捉えるのではなく，「生きることの本質を支える原基形態的代謝過程」と論理的に捉えなければならないのであり，大気をも含んだ地球という外界と相互浸透しながら生きていく生命体にとって，生命現象から連綿と続く，生きていくために途切れてはならない相互浸透を担うものなのである。だからこそ，呼吸が止まってしまうような状況は，即，生命体が生きられない，すなわち死に至るということにつながるのである。

そして呼吸系の器官は，生命体がこの「生きることの本質を支える原基形態的代謝過程」である呼吸を，両生類段階以降の生命体の運動に応じてしっかりと行っていくことができるように，大気を生命現象的に変化させた上で取り込んでいくことを，専門化，高度化したと言える。

　さらに，生命体は両生類段階から哺乳類段階へ，そしてサルから進化し人間へと至った。人間が他の生命体と違うのは，脳が発達したことにより，脳の機能である認識が生きることの統括に大きく関与するようになったことである。

　したがって，人間の呼吸はサルまでの動物と異なり，本能だけではなく，認識によっても影響を受けることになったのである。呼吸は人間が生きているということの根本的な代謝を担うものであるから，脳の延髄などで本能的に統括されている部分が大きいが，それでも代謝器官の中では，最も認識によっても影響を受けていると言ってよい。

　なぜなら，呼吸筋という随意筋を用いることによって，認識によって直接に呼吸運動を調節することができるからである。だからこそ心肺能力を鍛えれば，素潜りダイバーのように長く息を止めることができるようになるなど，意識的に呼吸運動を行うことで，人間の活動できる幅が大きくなり，いろいろな活動をすることが可能になるのである。

　逆に，不安感が強くなることなどから，過剰な呼吸運動をしてしまう過換気症候群と言われる状態になれば，気道内の二酸化炭素分圧が下がるなどして生理構造を歪ませてしまうように，認識が呼吸系の器官の正常な生理構造を歪ませる直接的な要因にもなりうるのである。

　以上のような「呼吸とは何か」「呼吸系の器官とは何か」の

論理をふまえて，次に「呼吸系の病気とは何か」を措定していこう。

(3)「呼吸とは何か」「呼吸系の器官とは何か」から「呼吸系の病気とは何か」を問う

　前項までに述べた「呼吸とは何か」「呼吸系の器官とは何か」をふまえれば，呼吸系の器官の正常な生理構造が歪んだ状態である呼吸系の病気とは，「生きていることの本質を支える原基形態的代謝過程を行うために，大気を生命現象的に変化させ体内に取り込むことができない，あるいは代謝によって生じた代謝産物を体外に排出することができなくなっている状態」と捉えることができるのである。

　すなわちこれが，いわゆる呼吸不全と呼ばれる状態を論理的に捉えたものとなる。これは，前章の急性肝炎の症例で「肝臓病とは何か」を措定した時に，事実レベルで様々な段階の肝障害を示す肝臓病は，肝不全の状態に至る過程と捉えられると説いたが，呼吸系の病気においてもそれと論理的には同じである。

　様々な呼吸系の病気は，呼吸系の器官の正常な生理構造が歪んで，完全に呼吸不全に至るまでの過程と捉えることができるのである。

　例えば，急性上気道炎でも肺炎でも，また肺気腫や肺ガンなどでも，呼吸系の器官の正常な生理構造が歪みきってしまえば，最終的には呼吸不全に至るのであり，事実レベルで様々な段階の呼吸障害を示す呼吸系の病気は，この呼吸不全の状態に至る過程と捉えることができるのである。

　本症例のL君においては，呼吸系の病気の中の肺炎という病態に陥ってはいたが，呼吸不全にまでは至ることなく，正常

な生理構造へと回復に向かうことができた。

　しかしながら，呼吸系の病気である肺炎がどんどん重症化していけば，当然に呼吸不全が引き起こされていく可能性はあったのであり，呼吸不全へと至る過程の途中で，結果としては回復に向かったと捉えることができるのである。

　　(4)「呼吸とは何か」「呼吸系の器官とは何か」から
　　　　「気道の構造と機能」を捉える

　次に，「呼吸とは何か」「呼吸系の器官とは何か」の論理をふまえて，呼吸系の器官での正常な生理構造がどのような構造であるのかについて，L君の病態に関わる部分の生理構造を中心に見ていくこととする。

　まず鼻腔から空気が取り込まれるのであるが，鼻腔には三つの働きがある。

　一つ目は，鼻中隔という広い空間で空気が温められるということである。鼻腔を通過する過程で，取り込まれた空気の温度は，体温との差が約0.6度以内の状態にまで温められるのである。二つ目は，ここで完全に空気の加湿が行われ，飽和水蒸気圧との差が2〜3％以内の状態にまで到達するとされている。三つ目は濾過作用と呼ばれ，大きな異物は鼻腔入口の鼻毛により除去され，微粒子は，複雑な形をしている鼻中隔や咽頭壁を空気が通過することによって起こる乱流沈降により除去され，鼻中隔の隔壁の粘液被覆層に捕獲されて，線毛によって咽頭に輸送され，嚥下される。

　さらにその先の気管，気管支，終末細気管支は，粘膜層によって被われ，湿潤が保たれており，また鼻腔で除去しきれなかった微粒子を粘液で捉えて，線毛運動にて排出する。

このように，鼻腔から体内に取り込まれた空気は，肺胞に至るまでに，先に述べたような，代謝に必要な生命現象化されたものとして取り込まれるのであるが，それはまたその代謝に不必要なものを取り除いているということであり，正常ではほとんどの微粒子は肺胞内には入ってこないのである。ごく小さな微粒子でさえも肺胞に存在するマクロファージなどによって，しっかりと取り除かれているのである（参照：『ガイトン臨床生理学』原著者 Arthur C.Guyton, John E.Hall，早川弘一 監訳，医学書院）。

　では，この気道の構造と機能は，「呼吸とは何か」「呼吸系の器官とは何か」の論理から捉えるならば，どのように捉えることができるだろうか。

　端的には，呼吸という「生きていることの本質を支える原基形態的代謝過程」を行うために，生命現象的な酸素を取り込む必要があり，そのままでは利用できない大気を，気道において加湿したり，代謝にとって不必要な物質を浄化したりすることによって，大気を生命現象的に変化させている過程であると捉えることができる。

　さらに，気道の奥で盲端となっている肺胞において，生命現象的に変化した大気はガス交換が行われるが，血液中に取り込まれた大気は血流によって全身の細胞へと運ばれる。そして個々の細胞に取り込まれ，個々の細胞内で生きていくために必要なエネルギーが産生され，その結果生じた老廃物である二酸化炭素が排出され，その二酸化炭素は血流によって運ばれ，肺から外界へと排出されているのである。

第6節 「呼吸系の器官とは何か」「呼吸系の病気とは何か」の論理から患児の病態を説く

(1) 患児の呼吸系の器官の歪みの構造を説く

　前節では，生命の歴史を辿って措定した「呼吸とは何か」「呼吸系の器官とは何か」をふまえて，「呼吸系の病気とは何か」の論理を提示し，その構造として，本症例の検討に特に必要な「気道の構造と機能」について説いてきた。

　以上のことをふまえて，L君がマイコプラズマ肺炎にまで至ってしまったのはなぜか，つまり，前節で説いてきたような呼吸系の器官の正常な生理構造が，どのように歪んでいったのかということを見ていくことにしたい。

　L君の場合，端的に言えば，気道において加湿したり，代謝にとって不必要な物質を浄化したりすることによって，大気を生命現象的に変化させていく過程に歪みが生じたということである。

　少し具体的に言えば，この呼吸系の器官に入ったごみや病原体といった，代謝を行うために不必要なもの，取り入れてはいけないものを取り除く働きに歪みが生じたために，病原体の一つであるマイコプラズマの感染を引き起こしたと捉えることができるのである。

　だからこそ，通常であれば気道内で除去されているはずのマイコプラズマが，気管支や肺胞にまで入り込み，さらに入り込んだマイコプラズマを，呼吸系の器官の通常の機能のレベルでは除去しきれないために炎症反応が起こり，肺炎という状態にまで至ってしまったのである。

ではなぜ L 君は，呼吸系の器官にとって不必要なものを取り除く働きに歪みが生じ，マイコプラズマ肺炎にまで至ってしまったのだろうか。

　もちろん，研修医が指摘するように過労傾向にあり，疲労からの回復過程が十分に取れなかったということがあるが，生理構造のどこに歪みが出てもおかしくない状態の中で，特に呼吸系の器官に歪みが生じた原因は何だったのであろうか。

　それには，三つの要因を考えてみなければならない。

　一つ目は，人間の成長発達の段階における，小児という時期の特殊性である。どういうことかというと，人間において小児という時期は，生まれてから外界との相互浸透を行いながら，自らが外界に適応して生きていくことができるように，自らを成長発達させていっている段階である。

　したがって，外界との相互浸透の過程において起こりうる，病原体等の異物の侵入に対しての体の免疫反応もまた，成長発達の段階にあるのである。

　すなわち小児の中でも乳幼児期の免疫反応が未熟なうちは，様々な病原体等の異物の侵入に対して，その対応が未熟であるがゆえに感染を起こし易いのであり，保育園に通い出すと同時に，カゼや胃腸炎を繰り返すのである。しかし，そのように感染を繰り返していくことで次第に免疫の実力をつけていき，小学生になる頃にはあまり感染症を起こさなくなっていくものなのである。

　このように説いてくると，ではなぜ感染に対する免疫反応の実力がついているはずの小学生の L 君が，マイコプラズマ肺炎になったのだろうかと，大きな疑問が湧いてくるであろう。ここにこそ，マイコプラズマ肺炎の特殊性があるのであり，後

程取りあげることにする。

　二つ目は，呼吸系の器官の持つ特殊性を考えてみなければならない。どういうことかというと，先程生命の歴史で説いてきたように，呼吸は「生きていることの本質を支える原基形態的代謝過程」であり，それを担う呼吸系の器官は外界との相互浸透のために，常に外界と接し続けなければならない。

　だからこそ，取り込んではいけないものを取り込まないように，気道で異物を除去するための機構がしっかりと備わっているのである。気道や肺胞における免疫反応も気道や肺胞内に入った，不必要なウイルスや細菌などの異物を排除する機構なのである。

　しかしL君の場合，激しい運動を毎日のように長時間行っており，その分，体内に取り込む必要のある酸素が多くなるため，呼吸系の器官が異物などとともに取り込む空気の量が必然的に増え，外界である環境の影響を受け易く，外界との相互浸透によって正常な生理構造が歪み易い状態であったと言える。結果として，食に関わる消化吸収系の器官や排泄に関わる尿路や他の代謝器官よりも，呼吸系の器官の歪みとなって現象し易い状態であったということである。

　三つ目は，運動の激しさに伴う呼吸系の器官の状態の変化を考えてみなければならない。L君の場合には，水泳やドッジボールを休みなく行うような激しい運動をしていたことで，呼吸運動そのものもそれに応じて激しくなっており，その結果，気道や肺に負担をかけていたということが挙げられる。

　第3節で記したL君の事実として，L君が週3回行っていたドッジボールの練習では，ランニング15分の後に連続してシャトルランを行い，さらにハーフスクワット，腕立て伏せ，手押

し車，腹筋・背筋などの運動を準備体操として合わせて1時間行い，そこからボールを持った練習を1時間行うが，コート内を全力ダッシュで逃げまわるというハードなものであった。

週1回の水泳では，ほとんど休憩せずに1時間半で4,500mの距離を泳ぎ続けた。しかもその内容は，潜水を行ったり，少しずつスピードを増しながら泳いでいったりと，バラエティに富むものであった。

通常，激しい運動をした場合，その運動に見合った呼吸運動が行われる。具体的には，胸郭を大きく動かしたり，気管支が拡張されたりすることなどにより，呼吸運動が激しく行われる。そして気道では，どんどん空気の出し入れが行われている。このような空気の出し入れが激しい状態でも，気道から肺へ至る部位では，取り入れた空気を生命現象化するための調整を一生懸命行っている。

しかしながら，長時間激しい呼吸運動を行っていると，気道での加湿機能が間に合わず，気道内が乾燥してくる。気道粘膜が乾燥してしまうと，粘膜だけでなく，気道内の異物除去を担う線毛もまた弱まってしまう。

これは，人工呼吸器を使用している時に，加湿し，異物を除去するための人工鼻を使用しないと，気道内が乾燥し，肺が損傷してしまうことを思い出してもらえば分かり易いであろう。人工呼吸器ほどまで行かなくても，激しい運動時に激しい呼吸を行うと，やはり気道内での空気の調整が間に合わずに乾燥し，気道粘膜や線毛も弱まってしまうのである。

通常，この弱まりは運動時の一時的なものであり，再度気道内が潤ってしまえば大きな問題となることはない。

しかしながらL君は，激しい運動の連続で，気道内が乾燥

し易く，粘膜が損傷を受け易い環境にさらされていることが多かったにもかかわらず，塾通いで遅くまで勉強しており，休む暇もないほどになってしまったことから，気道粘膜が損傷を受けてもしっかり回復する過程を持つことができず，弱まり続けていったことが考えられる。

　そのような状況下でL君は，マイコプラズマを外気と一緒に吸入してしまったからこそ，弱まった気道粘膜にマイコプラズマが付着してしまった。さらに通常であれば，気道粘膜に付着したとしても気道に存在する線毛や粘液などの働きにより除去できたものが，気道粘膜の弱まりから除去することができず，加えて免疫の働きも過労により正常に機能しないという，何重にもわたる正常な生理構造の歪みが重なっていった。このような生理構造の歪みが重なったことで，マイコプラズマが気道内に感染し，さらに，マイコプラズマの感染の範囲や程度についても，上気道だけでは抑えきれず，どんどん下気道にまで拡大し，結果，肺炎にまで至ってしまったのである。

　以上のように，L君の生活を見れば，体全体が疲れて弱まっていたことが分かるが，先に説いた呼吸系の器官の特殊性をふまえて見ると，激しい呼吸運動をし続けた結果，特に呼吸系の器官に生理構造の歪みが生じ易い状態にあったのだと言えるのである。

　　(2) マイコプラズマと人間における
　　　　相互浸透のあり方の特殊性を説く

　　① マイコプラズマに関する一般的な知見
　ここまで，体全体が弱まっていたL君がなぜ肺炎にまで至っ

てしまったのかについて，呼吸系の器官の特殊性をふまえなが
ら，その過程的構造について説明してきたが，さらに肺炎の中
でも，マイコプラズマによる肺炎の特殊性について，指導医と
研修医の間で次のようなやり取りがあった。

研修医　そうか。全身のどこに歪みが生じてもおかしくないと
いう過労状態に思えたL君でしたが，それでも肺炎になるには，
肺炎になるだけの理由はやはりあったのですね。
　言われてみれば確かに呼吸系の器官は，急性上気道炎をはじ
めとして感染症になる患者の数が，他の器官の感染症の数より
圧倒的に多いように思います。それは，常に外界との相互浸透
をしているという呼吸系の器官の特殊性のゆえなのですね。
　でも，意地悪な考えかもしれませんが，ロタウイルスとかノ
ロウイルスとか，胃腸炎を引き起こし易いウイルスが流行って
いる時だったら，L君はやっぱりロタウイルスとかノロウイル
スで胃腸炎になっていたのかなぁ，と思ってしまいます。そう
いう意味では，L君の周りの環境にたまたまマイコプラズマが
いたという偶然性も大きな要因ではないのでしょうか？
指導医　確かに君の言うように，外界にその病原体が濃密に存
在する流行期であるかどうかという偶然性も関わってはくる。
しかし生理構造の弱まりとは言っても，その人の生理構造のど
こがどのように弱まっているのかによって，そこにはどのよう
な病原体が感染を起こすのかという必然性があるのである。
　例えばL君の生活過程をよく見てみると，食事については
母親が元栄養士で，日頃から食事のバランスに気をつけている
だけでなく，L君の体調を気遣って運動量によってカロリーも
調節していた。だから消化吸収系の器官は，呼吸系の器官ほど

正常な生理構造が歪まずに済んでいたということが考えられる。

　もしもＬ君が日頃から暴飲暴食をしたり，好き嫌いが激しく，偏った食事内容で過ごしてきたりしていたとしたら，消化吸収系の器官の方が正常な生理構造の歪みが大きく生じ，消化吸収系の器官に関わる病態を引き起こしていた可能性もあっただろう。

　Ｌ君は全身が疲れ切っていたわけだから，全身のどこに正常な生理構造の歪みが生じてもおかしくはなかったのだけれども，呼吸系の器官の特殊性とＬ君の生活状況から，相対的に他の器官よりも呼吸系の器官の弱まりが強く現れていたために，呼吸系の病気である肺炎という形で，正常な生理構造の歪みが生じたということなのだよ。

研修医　そうなのですね。でも，まだよく分からないことがあるのですが……。

　Ｌ君の体が弱まってマイコプラズマ肺炎になったというのは理解したのですが，今回，改めて教科書や論文でマイコプラズマ肺炎を学んだところ，マイコプラズマ肺炎は若年者といった，比較的体力がありそうな年代に多くて，逆に乳幼児とか高齢者とか，免疫力が弱そうな年代には少ないといった記載がありました。これはどういう理由なのでしょうか？

　確かにＬ君は体が弱っていたけれど，Ｌ君よりも乳幼児や高齢者の方が，よほど体が弱そうですよね？　だって，Ｌ君はあんなにハードな練習をこなせる体力があるのですから。だから，体が弱っているからマイコプラズマ肺炎を発症するということならば，乳幼児とか高齢者の方に好発しそうに思うのですが。

指導医　そう，それはとてもよい質問だ。そこを理解していくためには，人間とマイコプラズマとの相互浸透のあり方の特殊

性を見ていく必要がある。君もいろいろな教科書や論文を読んだようなので，まずその知見を説明してごらん。

研修医　はい。教科書や論文で調べたことを自分なりに整理して言いますと，マイコプラズマは自ら増殖する力を持っているので細菌に属しますが，細菌の中では最も小さく，また通常の細菌と違って細胞壁は持っていません。また，マイコプラズマは同じく肺炎の原因となる肺炎球菌などと比較して，細胞障害性が弱いと言われています。肺炎球菌は莢膜を持っているため，貪食細胞による貪食や殺菌作用に抵抗性があり，血流感染を起こし易く，さらに肺炎発症の病原因子として外毒素などの様々な因子を持っています。

　それに対して，マイコプラズマは気道表面に到達すると，マイコプラズマが持っている接着構造によって線毛や気道上皮細胞の表面に接着しながら，気道上皮細胞の表面を滑走し，気道上皮細胞の表面で増殖していきます。

　マイコプラズマの増殖の過程で産生される活性酸素などによって，線毛運動が障害されたり，線毛が消失したり，気道上皮細胞が破壊されたりします。これがマイコプラズマ自体による体への直接作用と言われています。

　それに加えて体の側の反応として，マイコプラズマの表面にあるリポ蛋白がマクロファージなどの抗原提示細胞を刺激することによって，サイトカインの産生が亢進し，気道線毛上皮や気道壁でのT細胞やマクロファージなどの細胞性免疫を中心とした免疫反応が惹起されるようです。これがマイコプラズマ表面のリポ蛋白を介した免疫反応であり，間接的な作用と捉えられています。

　つまり，マイコプラズマによって肺炎が引き起こされる過程

には，マイコプラズマ自体による線毛や気道上皮細胞の障害だけでなく，気道上皮細胞の表面に付着し，滑走するマイコプラズマからの刺激による，体の側のある種の免疫反応の惹起にもよるという，二重構造があるようです。

② マイコプラズマの特殊性と人間の成長過程をふまえて病態の構造を説く

指導医　さて，君の疑問である「なぜマイコプラズマは乳幼児や高齢者に比較的少なく，健康で元気な若年者に罹患者が多いのか」ということを考えていくには，私が先程，人間とマイコプラズマとの相互浸透のあり方の特殊性を見ていく必要があると言ったように，病原体であるマイコプラズマの特徴と，病原体に対する人間の免疫反応の生成発展のあり方を考えていかなければならない。

つまり，人間の免疫反応の生成発展のあり方によって，正常な生理構造がどのように歪むのかという，歪み方の構造が異なるということを，まずは分かることが大切である。

君はよく調べて説明してくれたけれども，それではマイコプラズマ側に主眼をおいた説明をしているだけに過ぎないね。君の説明では，もう一方の人間の免疫反応を中心とした成長発達を考えていないね。

研修医　どういうことでしょうか。

指導医　マイコプラズマは君が説明してくれた通り，確かに肺炎球菌などに比較して病原性が弱い，つまり人間の体を破壊してしまう細胞障害性が低い。そして一方，マイコプラズマ肺炎に罹り易いと言われている健康で元気な年代の人というのは，免疫反応が十分に発達している。

そこから，免疫反応が十分に発達しているはずの健康で元気な年代の人が，マイコプラズマという弱い病原体で肺炎になり易いということは一体どういうことなのかと，問題を提起しなければならない。その二つの事実に筋を通そうとするならば，免疫反応が十分に発達していること自体が，弱い病原体であるはずのマイコプラズマに感染し肺炎を引き起こしてしまう要因になっているのではないか，とまずは大まかに予測が立てられるだろう。

　もう少し具体的に説明しよう。君が説明してくれたように，マイコプラズマは肺炎球菌などの細菌と比較して細胞障害性が低く，気管支の線毛上皮に付着して，免疫反応の一部を刺激し，賦活化させるという性質を持っているようだね。そして，その刺激に対して，年齢的に反応の違いがある。乳幼児はそのような刺激に対しての反応そのものも成長発達段階にあり，未熟であるからあまり反応できない。また，高齢者は体全体が衰えてきており，免疫系も例外ではないから，刺激に対しての免疫反応もまた衰えてきていて，あまり反応できないと言える。

　それに対して若年者という時期は十分に成長発達してきている段階であり，免疫系がしっかりと働く実力が培われてきており，また，体の細胞も細胞分裂を繰り返し若々しく活きがいいので，そういう刺激に対してもしっかりと反応できる。このことが大きく関わっているのだよ。

研修医　どういうことですか？　免疫系が賦活化されるのであれば，病原体は排除され感染によって肺炎にはなりにくいのではないのですか？

指導医　では君が理解し易いように，君が好きな，群雄割拠の戦国時代をモデルにしたゲームに喩えて説明すると，イメージ

し易いかもしれないな。

研修医　えっ！　先生，確かに僕は歴史に関わるゲームが好きですけれど，ゲームですか？　先生からゲームの話が出てくるなんて，意外です。

指導医　そうかな？　まぁ，そこは置いておいて，まず人間の体全体を戦国時代の一つの国と喩えよう。ここではL君の体をL国としよう。

　L君の体の皮膚や粘膜等の体の表面がL国と他国との国境であり，戦いの最前線となり，そこで働く細胞達は前線を保守していると捉えられる。ここは呼吸系の器官に関わっての説明だから，呼吸系の器官についてクローズアップすると，気管支壁の線毛細胞や肺胞マクロファージなどは，前線の土塁や堀，防御壁といった国境警備のハードの部分と国境警護を行う兵士の役割を合わせたようなものとして捉えられるだろう。そして，免疫系を担うT細胞やB細胞，キラー細胞などは実働部隊というか，L国においての防衛の要となる軍として捉えられる。そしてガス交換を行う場である肺胞は，まさに国と国の境の関所のようなものであるだろう。関所では，許可を得たものしか通過できないように守っているからね。

　ここで，L国に対してマイコプラズマのような他の病原体を，他国からの侵入者として捉えてみる。通常L国は，他国との人や物流等の関わりを自国に必要な限りにおいて持ちながら，問題なく過ごしている。もし，国境で他国といさかいが生じ侵入者がいたとしても，国境を守るL国の細胞が屈強な場合には，国境は破られることなく，前線の兵士達だけで侵入者を排除して終了する。

　しかしながら，国境で争いが勃発し，警備兵だけでは太刀打

ちできそうにないとなると，前線から危機を知らせる伝令が送られ，軍である免疫系の細胞達が援軍に来るようになる。最初は近くの軍が集まってくる。それでも対処できず，Ｌ国内へ多数の敵の侵入を許してしまうと，より遠くの場所からも援軍を頼むことになってくる。こうして戦いが拡大するにつれて，Ｌ国内では，戦場となって荒れてくる場所も広がっていくというわけだ。これは，当初は局所の炎症にとどまっていたのが，どんどん炎症が波及し，肺全体にさらには全身にまで拡大していくというイメージだ。

研修医　あぁ，体全体をＬ国という国として，そして免疫細胞といった体の細胞を兵士などといった国の中で働く人々に喩えて，その戦いとして説明していただいたわけですね。何となくイメージできてきました。

指導医　ここで大事なことは，Ｌ国の防衛力は，戦国時代の国々においても国によって力の差があったように，人によってその実力は異なるし，同じ人でも，その人生の段階によって，さらにはその時の生活状態によって，その実力が異なってくるということである。

　まず赤ちゃんの時，つまり，できたばかりのＬ国では，若く活気に満ちて勢いのある兵士達がいるけれど，経験の浅い兵士ばかりで，頼りになるベテランの兵士がいないし，数も少ないので防衛力は大したことはない。それが，Ｌ国自体が発展していき成長していくとともに兵士の数も増え，兵士そのものの実力も，何度も戦い，つまり感染症を繰り返すという状況によって，経験のなかった若い兵士達も徐々に戦い方の経験を積んでいき，防衛力は増大する。

　そして，20年くらい成長したＬ国では，兵士それぞれが経

験を積み，兵士の体も屈強となってきていて，数もしっかり備わるようになる。軍の中の連携もしっかり図れているし，前線の防衛もしっかりとできていて，ちょっとやそっとでは崩れないという強国の防衛力にまで成長していくのである。

研修医　確かにゲームでも，序盤はとても兵士が弱く，数も少なく，民を養うための食料なども少なく，大した敵とも戦えず，大きな戦いを起こすこともできませんが，開墾して食料を増やしたり，兵を鍛えたり増やしたりして，徐々に国力を上げていき，次第に強敵に攻められてもびくともしない国に育て上げることができます。人間の体も，言うなれば同じなのですね。

指導医　そうだよ。何でも最初から強いなんてことはないのであり，人間の免疫力も外界からの異物に対処することを通して実力をつけていくのだから，赤ん坊も過度に清潔過ぎる環境で育てると，逆に免疫力も育たないということになってしまうのである。一方，今回の侵入者である病原体サイドについてであるが，肺炎球菌であるならば組織破壊，すなわちＬ国の前線を破り，Ｌ国の住民や住居，田畑といったものを破壊するのに対して，マイコプラズマは君が先程説明してくれたように，そのような強い破壊力はない。

　ではマイコプラズマが侵入してきた場合，人間の体はどのように反応するのだろうか。マイコプラズマと人間の相互浸透のあり方が，人間の一生におけるそれぞれの時期，すなわち赤ちゃん時代，少年期〜青年期，老年期，それぞれにおいてどのように変化発展していくのかを，Ｌ国の発展と外敵との攻防に喩えながら，説明していこう。

　Ｌ国が赤ちゃん時代の場合，マイコプラズマが侵入しようとして，ちょこちょこといわば嫌がらせレベルの攻撃をしかけて

きても，L国自体が未熟で，L国の兵士は経験が浅く，軍その
ものも未熟であり，追い払おうと戦いを仕掛ける実力はない。
それにマイコプラズマ自体が肺炎球菌のように，組織に多大な
損傷を与えるものでないことから，気道内で小競り合いが続く
だけで，次第に収まっていくのである。つまりマイコプラズマ
に感染しても目に見える症状をあまり呈してこないのである。

　一方，L国が成長し国力が上がってくると，そもそもマイコ
プラズマが仕掛けてくるようなちょこちょことした攻撃など，
取るに足らない攻撃として受け流すことができるようになって
くるのである。具体的には，ハード面では，強固な防衛力を誇
る壁や石垣，堀などで防御している。ソフト面では，前線の兵
士達も実力ある武器の使い手達に成長しており，マイコプラズ
マのような敵は，取るに足らない敵となっているのである。

　しかしながら例えば，イナゴの大発生や台風や洪水などの自
然災害などで飢饉にあったり，流行り病などで多くのL国を
支える人々を失ったりしてL国の力が弱まると，前線の防御
壁や堀などの防御に関わるもののメンテナンスが滞ったり，前
線への武器や食料等の補給が滞ったりして，前線の警備そのも
のも甘くなるといったことが起こり易くなる。

　L君の事実で言えば，連日のハードな運動で気道粘膜は乾燥
し，傷ついており，さらには睡眠不足が重なって，乾燥し傷つ
いた粘膜の修復や線毛の運動の回復や粘液の産生も十分に行え
なくなった。そうすると，侵入してきたマイコプラズマはさら
に付着し増殖し易くなり，上気道から下気道へと侵入していく
ことをL君の体が許してしまう。つまり本来のL国の状態は
成長し防衛力も強くなったといえども，一時的に，マイコプラ
ズマから弱い攻撃を受けるだけで，L国へのマイコプラズマの

侵入を許してしまう隙が生じてしまったのである。

　マイコプラズマが侵入できてしまう隙の中身を具体的に説明すると，例えば，元気な時には強固な防衛力を保っていた堀や壁なども，傷んだところを修復できなかったり，壊れた箇所がそのままになっていたりと，メンテナンスをしっかりと施すことができなくて，ハード的な防衛力が低下するようなことが起こる。そうすると，本来なら壊れるはずのない大きさの投石などの攻撃でも，簡単に壁に穴が空いてしまったり，崩れたりしてしまう。ソフト面でも，前線の兵士達も同様に，本来は実力のある武器の使い手達であるが，Ｌ国そのものの国力が落ちていて，食糧や武器などの補給が少ないなどのために，兵士達もいつもの力が発揮できない。

　こうして本来なら簡単に侵入できないマイコプラズマが上気道から下気道にまで侵入してしまったことが，第一の大きな問題なのである。

　そしてＬ君が肺炎に至るには，第二の段階が問題となる。すなわち防御力が一時的に低下した状態においても，外敵の侵入は国の存亡に関わることであるから，前線の兵士達は何としても防がなければならない。だからこそ，マイコプラズマという大して強くない侵入者に対しても，必要以上に大暴れして，対処しようとしてしまうのである。ただ，暴れているというよりは，背水の陣のような状況に陥ってしまって，前線の兵士たちが，周りの状況を考えるなどの余裕がなく，死に物狂いで戦っているというイメージだね。

　Ｌ国の領土内で激しい戦いになれば，Ｌ国内の国民や国土なども損害を受け，それによってＬ国自体の国力を下げることにつながってしまうのであるが，それでも敵の排除のために，

遮二無二戦ってしまうのであり，これが，過剰反応ということの中身なのである。

　このように免疫反応は，強く働けば働くほど良いというものではないのであるが，過剰反応というものは，体全体が弱まっていて防御力が低下しているからこそ起きてしまうものであり，これがアレルギーの本態でもある。昔から，マイコプラズマ肺炎はアレルギーの一種ではないかと言われてきたのは，そのような論理的同一性を有するからである。

　つまり，防御力が低下して敵の攻撃を受け易くなり，それによって，前線の兵士達が否応なしに大暴れして戦わざるを得ず，必要以上にマイコプラズマを攻撃してしまう。その結果，戦場を広げることになり，L国内の戦場となった場所は荒れ果ててしまうことになるのである。これが肺炎に至る過程である。

　さらに，高齢者の場合についてL国で喩えるならば，L国が繁栄後，次第に国力が落ちて，衰退してきている状態と言えるだろう。国境のハード的な防御力は低下しているので，マイコプラズマの侵入はあるにはあっても，兵士達は老兵となり，あまり戦えなくなってしまって，マイコプラズマの侵入に対して大した反撃もできず，放置しておくこととなる。結果として戦いもなく，国土は荒れ果てることはない，つまり高齢者ではあまり症状を呈することがないということになるのである。

第7節　本症例のまとめ

指導医　君にイメージしてもらおうと，長々と戦いに喩えて説明してきたけれども，つまりはL君が，体全体が弱まっていなければ，そもそもマイコプラズマの侵入を防げたし，マイコ

プラズマが侵入したとしても，その影響を小範囲に留めることができ，少々の咳くらいで収まったはずである。

　しかし，L君は体全体が弱まり，粘液の分泌などを含めた広義の免疫系もまた弱まっていたからこそ，上気道だけではマイコプラズマの感染が治まらず，下気道にまで感染していき，マイコプラズマを排除するための一連の免疫反応が強く働くことによって，肺炎という状態にまで至ってしまったということになるのだよ。

研修医　そうか！　乳幼児や高齢者は免疫力が弱いから過剰な免疫反応は起きず，組織を破壊する力の弱いマイコプラズマと相対したときに，弱い者同士なので，乳幼児や高齢者の免疫反応の程度は，いうなればマイコプラズマを排除するのに丁度いいのですね。一方，L君のような元気一杯の人の場合には，免疫力は十分な実力があり，通常はその弱いマイコプラズマに対して強固な防御力を示し，必要最低限の攻撃で，簡単に倒しているわけですね。

　でも，今回のL君のように体調を崩してしまうと，一時的に防御力も弱くなっていて，だからこそ逆に，マイコプラズマに対して過剰に反応して，必要以上にマイコプラズマを攻撃してしまい，その結果，自らの体にも傷害を与えてしまっているということなのですね。

　免疫系の一部が賦活されるというと，なんだか，免疫系がより強化されているようなイメージを，言葉の印象から勝手に描いてしまっていましたが，そうではないのですね。戦う相手に見合った，必要最低限の軍備で，小さく効率よく戦うということが強い免疫系ということなのですね。弱い相手にむやみやたらに大げさに攻撃してしまうのは，自分の免疫系そのものがむ

しろ弱っているから，そうしないと敵を倒せそうにないくらい余裕がないからこそ行っている状態なのであり，それは同時に，自分の体をも傷つけてしまうということにつながりかねず，決してよいことではないのですね。むしろ，免疫系の歪みということになるのだと理解できたように思います。

指導医　そういうことだね。人間と病原体との相互浸透のあり方においては，病原体に対して，その力関係が均衡した状態でいられるように免疫系が働いて，表面的には何事もなかったかのような状態で保たれるということが，正常な生理構造の状態であると言える。

　それに対して，その人間の免疫系の正常な生理構造が歪むということには，二重の構造がある。一つは，最初に君が思ったような，病原体に対して人間の免疫系が弱かったり衰えていたりして，病原体による直接の攻撃を受けることによって，人間の細胞が障害されるなどの場合であり，もう一つは，免疫系が病原体に対して過剰に働き過ぎて，それにより本来の攻撃対象である病原体だけでなく，本来守るべき対象である自分自身の細胞までが障害される場合である。

　マイコプラズマ肺炎の病態は，若年層においてマイコプラズマという病原体への免疫反応が，主に後者の構造の歪みのあり方を引き起こし易いという特殊性を持っていることから生じるものであり，マイコプラズマ自体による障害というよりも，マイコプラズマに対して過剰な免疫反応を起こしてしまい，自分で自分の体を傷つけてしまっている面が大きいということだね。喘息の小児において，マイコプラズマの気道感染が喘息の発作を増悪させると言われているのも，単に気道粘膜が刺激されるだけでなく，過剰な免疫反応が起こり易くなっていることが大

きな要因であると捉えることができる。

　このように筋を通して考えていくと，ようやくマイコプラズマに対して，過剰に反応できるほどの免疫の実力を持っている若年者に罹患者が多く，過剰に反応できるほどには免疫の実力が発達していない乳幼児や，免疫の実力が低下している高齢者では，罹患者が少ないということが見えてきただろう。

　君がマイコプラズマ肺炎の罹患者の特徴に気づき，それがなぜそうなるのかと問うたことはとても高く評価できることだよ。そして，それがなぜそうなるのかを考えるには，マイコプラズマの特徴や人間の免疫反応の発達過程の事実などの，マイコプラズマ肺炎に関わるいろいろな事実に，一本の筋を通して考えていくことが大事だということだよ。

　そしてこれは，先に説いたように，「呼吸系の器官とは何か」「呼吸系の病気とは何か」の論理の有用性も，一般論から筋を通して考えていくということにあるのだが，君は納得しただろうか？

研修医　はい。先程，先生が「呼吸系の器官とは何か」「呼吸系の病気とは何か」の論理を説いてくださいましたが，その「呼吸系の器官とは何か」「呼吸系の病気とは何か」の論理が自分のアタマの中になかった時は，L君の生活状況を詳しく聞いて，確かに，L君が過酷と言える生活をしていて，いつどこに歪みが生じてもおかしくない状況だろうということまでは分かっても，それ以上は分からず，なぜ肺炎に至ったのかと言われても，どこをどう見ていったらいいのかさっぱり分かりませんでした。

　でも，病気の一般論を導きの糸として筋を通して，改めてL君の事実を見てみると，事実そのものは全く変わっていないのに，肺炎に至った理由が見えてきたというか，理解することが

できたように思います。

指導医 そうか。論理というものの有用性を分かってもらえたようで，よかった。

　本章では，連日の激しい運動や夜遅くまでの勉強など，手抜きをせず頑張り屋であったL君が，頑張り過ぎて疲れ果ててしまい，その疲れ果てていた状況の中で，なぜ肺炎になっていったのか，すなわち，消化吸収系の器官などの他の器官ではなく，なぜ呼吸系の器官に歪みが生じたのかということについて，「呼吸系の器官とは何か」「呼吸系の病気とは何か」の論理から説いてきた。

　研修医の皆さんは，「呼吸系の器官とは何か」「呼吸系の病気とは何か」の論理を導きの糸として，もう一度L君の体の生理構造や生活過程を見ていくと，呼吸系の器官が歪み易い状態であったことを理解できたであろうか。小児のマイコプラズマ肺炎の症例を理解するとともに，論理的に症例の事実を見ていくことの有効性を実感してもらいたい。さらに「マイコプラズマ肺炎がなぜ若年者に多いのか」ということを明らかにした過程も，人間の生理構造の成長発達の一般性から筋を通して（論理的に）考えるということの学びとして捉えてほしいと思う。

第3章　左上肢筋力低下および筋萎縮が生じた症例

第1節　病気の一般論をふまえて「診断とは何か」 「治療とは何か」を問うた症例

（1）本症例は診断に至るまでに苦慮した症例である

　本章では，運動器官の病気の一例として，左上肢筋力低下および筋萎縮を呈した症例を取りあげる。実はこの症例は，私達も診断するのに苦慮した症例である。

　私達が診る以前になかなか的確な診断がつかない症例だっただけでなく，私達が診るようになって，症状や検査データなどからどのような生理構造の歪みであるのかは徐々に分かってきたのであるが，当初は，なぜそのような状態になったのかが分からなかったのである。

　なかなか診断がつかない中で私達が強く思ったことは,「しっかりと病気の一般論をふまえて見ていく」ということであった。研修医の皆さんに分かるように言えば，「病気というのは必ず何らかの外界との相互浸透の過程があるのだ！」との信念を持って，患者の事実を捉える努力をしていき，その構造に分け入っていったということである。

　その悪戦苦闘によって，ようやくにその患者の生理構造がなぜ歪んだ状態になっていったのかの過程が見えてきて，診断がついたのであった。そして，診断がついたことによって，どのように働きかけていけば治療になるのかということも，ようやく見えてきたのであった。

私達が悪戦苦闘する過程で見えてきたことは，やはり病気の一般論が導きの糸になったということであり，結果として「診断とは何か」もしっかり分かってきたことであった。

　診断とは「患者の生理構造がどのように歪んでいるのか，それとともに，正常な生理構造がどのような外界との相互浸透においてどのように歪んできたのかの過程をも含めて明らかにすること」である。そして，歪んだ状態とそこに至る過程をも含めて明らかにしてこそ，治療，すなわち，歪んだ状態をなるべく正常な生理構造へと戻すことができるのである。

　さらに，歪んだ状態とそこに至る過程をも含めて「明らかにする」にはどうすればよいのかと言えば，現在の医療現場で行われているような，患者の症状や様々な検査データからあてはまる病気の名前（文字）を見つけることでは決してなく，患者の事実から患者の生理構造をその変化の過程も含めて，自分のアタマに生き生きとした像として描くことが必要なのである。

　私達が苦労したのは，患者が歪んだ状態に至った過程を自分のアタマに像として描くことだったのである。その苦労を逐一説く枚数がないのであっさり説いているように見えるかもしれないが，研修医の皆さんには本症例を通して，「病気とは何か」「診断とは何か」という一般論をしっかり持ち続けて見ていくことが，何より重要であることを分かってほしいと思う。

　（2）症例の提示

　今回の症例に関して，研修医が提示した事実は以下のようである。

患者R　52歳　男性

（**主訴**）左上肢筋力低下　筋萎縮

（**現病歴**）某年12月頃（51歳時），リュックを背負っての自転車通勤時に，左腕にしびれを感じることがあった。

　翌年3月19日（52歳時）空手講習会に参加した。Rは某空手流派の四段を取得しており，ある大学でコーチも務めている。その日は，午前中に公式試合で審判員になるための審判講習会があり，午後には高段者向けの技術講習会が行われた。審判講習会が始まる前の準備運動として，審判が判定のために使用する旗を振っていたところ，旗をうまく振れない，ピタッと止めることができないと感じた。午後の技術講習会では，空手技の基本練習，組手的な練習のほか，技を当てる練習を行った。

　空手の練習後，左上肢に力が入りにくく，スポーツバッグを持ちにくいことに気づいた。左肩の挙上困難も自覚した。帰宅時の電車内で，左腕の裏側（伸側）につるような痛みを数回自覚した。

　翌日は終日，断続的に左肘に痙攣が生じていた。その後，痙攣は治まったが，左上肢の筋力低下は持続した。顔や頭を洗う際には不自由であり，網棚の荷物を降ろす際に取り落とすなど，日常生活上の障害が続いた。

　4月中旬に近医整形外科の診療所を受診し，上腕二頭筋腱断裂の診断を受けた。その後5月上旬まで，局所安静のために自分の判断で患肢を三角巾で吊ったが，症状の改善が見られず，6月上旬に近くの比較的大きな病院の整形外科を紹介され受診した。MRI検査を受けたが，

明確な診断は告げられず，メコバラミン，ノイロトロピンを処方された。6月中旬に大学病院の整形外科を紹介されて受診したところ，頸椎症性筋萎縮症の診断を受けた。一時期頸椎カラーを装着したが，仕事の上で不都合であったため途中で装着しなくなった。その後，自覚的には少し筋力の改善が見られたが，依然症状が続いたため，8月中旬に当院初診となった。

（既往歴）〔28歳〕気管支喘息　〔37歳〕左肩鎖関節亜脱臼（自転車で転倒し受傷）〔44歳〕空手の練習として壁を蹴っていたところ，膝ロッキング症状が出現した。以後，特定の肢位で同症状が出現するようになった　〔45歳〕上級者との組手練習で相手の掌底突きを何度も顔面に受け，右腕の脱力が出現した。経過観察して1か月で改善した　〔52歳〕腰痛症（現在も整骨院を時々受診している）

（家族歴）特記すべきことなし

（職業）大手ホームセンター勤務。エリア内での転勤が

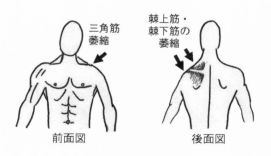

三角筋
萎縮

棘上筋・
棘下筋の
萎縮

前面図　　　　　　　　　後面図

〔図6　前面図と後面図〕

多い。

（**現症**）　身長162cm　体重62kg　BMI 23.6　体脂肪率16%　視診：胸部，肩部，四肢の筋肉がよく発達している。左三角筋，左上腕二頭筋，左棘上筋，左棘下筋に著明な筋萎縮を認める。線維性攣縮なし。翼状肩甲なし。筋力：三角筋 MMT 5/2　上腕二頭筋 MMT 5/2　僧帽筋 MMT 5/5　広背筋 MMT 5/5　上腕三頭筋 MMT 5/5　手関節および指の屈筋群，伸筋群すべて MMT 5/5　球麻痺なし　知覚：異常なし

反射：下顎反射亢進なし　三角筋腱反射（−/−）　上腕二頭筋腱反射（＋/±）　上腕三頭筋腱反射（＋/＋）　腕橈骨筋腱反射（＋/＋）　バビンスキー反射（−/−）　ホフマン反射（−/−）

（**画像所見**）

①〔単純 X 線所見〕

頸椎正面像：C4/C5，C5/C6間の椎間板の軽度狭小化，同ルシュカ関節の骨棘形成（＋）

頸椎側面像：生理的前弯の消失，C4/C5，C5/C6間の椎間板の軽度狭小化

頸椎斜位像（左）：C4/C5，C5/C6間の椎間孔の狭小化（中等度），同骨棘形成（＋）

②〔MRI 所見〕

T2強調像（矢状断）にて C3/C4間に前方より軽度の硬膜管の圧排（＋）

T2強調像（横断面）にて C4/C5，C5/C6レベルの神経根出口（脊柱管側方峡部 lateral recess）の軽度狭小化あり（左右同等）

（診断）外傷性頸部神経根症，頸椎症性筋萎縮症

　研修医が頸椎症や頸椎症性筋萎縮症についてまとめた内容は，以下である。

　　頸椎症は頸椎椎間板，椎間関節軟骨の変性や摩滅の結果，椎体終板骨，ルシュカ関節軟骨下骨，および椎間関節軟骨下骨が硬化し，あるいは骨棘を形成して症状を呈する疾患である。そのうち，一般的な症状，すなわち頸椎可動域制限，頸部痛，こり感などを呈する場合，そのレントゲン上の形態変化を捉えて，変形性頸椎症と呼ぶ。さらに神経根ないし脊髄を圧迫することで末梢神経や中枢神経の神経症状を呈する場合に，それぞれ頸椎症性神経根症，頸椎症性脊髄症と呼ぶ。なかでも，上肢肩甲体部の筋萎縮が著明で，感覚障害が軽微ないし，ないものを頸椎症性筋萎縮症と呼ぶ。

第2節　医学体系の全体像に関する研修医の疑問

　研修医の皆さんはこの症例の事実を読んで，どのような像を描いただろうか？　例えば「初診医による上腕二頭筋腱断裂という診断はまちがっていたのだろうか？」「頸椎症性筋萎縮症という診断も本当に正しいの？」「3月19日に突然症状が悪化しているのは何かあったのだろうか？」といった声が上がるかもしれない。さらには「経過が長いので，どこからどう考えて

いったらいいのか分からない」との声も聞こえてきそうである。

　まずこの症例に関して，指導医と研修医との間で次のような
やり取りがあった。

指導医　序章で説いたように，患者の病態を筋道立てて捉えて
いくために，医学体系の全体像を表している〔図1〕に従って
見ていこう。この図は知っているね。

研修医　はい。この図から患者さんの病態を考えていこうとし
たのですが，実は分からなくなってしまって……。

指導医　ん？　何が分からなくなったのかな。

研修医　まず［Ⓑ］の状態を捉えていくのだと思いますが，［Ⓑ］
の状態というのは，Rさんの腕に軽いしびれの症状が出た時な
のか，左上腕の急激な筋力低下が起きた時なのか，どこの時点
を［Ⓑ］とすればよいのか，分からなくなってしまって……。

指導医　そういうことか。君の疑問は，〔図1〕の横の流れを，
患者の事実のいわば時間軸のように捉えてしまったことからく

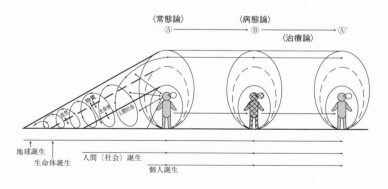

〔図1　医学体系の全体像〕

る誤解なのだよ。

研修医　どういうことですか？

指導医　〔図1〕は正常な生理構造の状態を一般的に捉えて［Ⓐ］とし，外界との相互浸透によって歪んだ状態になったものを一般的に捉えて［Ⓑ］として示している，論理的な図であることをまずは知っておいてほしい。

　したがって，［Ⓑ］の状態というのは，病気のどこの時点というものではなく，あくまでも患者の正常な生理構造が歪んだ状態にある過程のすべてを含んでいる，ということなのだよ。

　だから，［Ⓑ］の状態を事実レベルで言えば，歪んでいる状態がとても短い場合もあれば，Rさんのように長い場合もある。また事実レベルでは，病気の経過が長いか短いかというだけでなく，その歪みの程度においてはひどくなったり軽くなったりもありえるのだよ。

　それをふまえて，君はRさんの［Ⓑ］の状態というのは，具体的にはどう捉えたらよいと思うかな？

研修医　うーん，先生は「正常な生理構造が歪んだ状態にある過程のすべてを含んでいる」と言われましたよね。ということは……。えーと，最初の51歳時の12月頃の「自転車に乗っている時に左手がしびれることがあった」という頸椎症の症状が疑われた頃から，ここの外来を受診した日までででしょうか……。

指導医　そういうことだよ。Rさんの正常な生理構造が徐々にそして急激に変化してきた状態の過程すべてを含めて，［Ⓑ］と捉えることになるんだ。

研修医　当てずっぽうで答えたのですが，それでいいんですか？　そんなに長く［Ⓑ］の状態として考えるんですね。そうか……。僕は［Ⓑ］をその時の患者の状態を表す，日付や時刻

と同じようなものとして捉えてしまっていましたが，本来[Ⓑ]は，変化することもある状態を表していて，そういう過程を全部含んでいるんですね。

指導医　そういうことだよ。

第3節　患者の生理構造が歪んだ状態を捉える

（1）当院初診時における患者の生理構造の歪みを捉える

指導医　ではまず，Ｒさんが我々の外来を受診された日に，君はＲさんを診察してどのように考えただろうか？

研修医　はい。診察時の所見からすると，Ｒさんの筋力低下と筋萎縮はいずれも支配神経根がC5，C6レベルとされている左の三角筋，上腕二頭筋，棘上筋，棘下筋です。

　しかもC5，C6レベルというのは，画像で骨棘が形成していて神経根出口が狭小化している箇所であり，頸椎症がもともと生じていた可能性があるところです。また，知覚障害を伴っていないことから，頸椎症性神経根症の中でも，神経根の前根が障害されたタイプであると思いました。

　最初に受診した整形外科で，上腕二頭筋腱断裂と診断されたようですが，上腕二頭筋腱断裂では三角筋や肩腱板筋の筋力低下や筋萎縮を説明できないと思いますし，上腕二頭筋腱断裂であれば筋肉の緊張が消失して，緩んだ上腕二頭筋の塊がこぶのようなふくらみとして現れてくると思いますが，それが認められません。さらに，打撲傷も皮下血腫も認められていないから，除外されるのではないかと思います。

　他にも鑑別として，筋萎縮性側索硬化症や脊髄性進行性筋萎縮症などの神経疾患が挙げられると思いますが，半年の経過の

中で筋萎縮の部位が限局していて進行が見られず，球麻痺症状もなく，胸鎖乳突筋などの他の筋に筋力低下が認められないことから，除外できるのではないかと思いました。

指導医　そうだね。よく勉強しているね。ではRさんの［Ⓑ］の状態の内部構造はどのようになっているのか，すなわち頸椎と神経根の前根とはどういう関係になっているのか，正常な生理構造であった頸椎と神経根がどのように歪んでいったのかということを見ていこう。そうだな……。まずは脊椎，今回は特に頸椎についてだね。そして，その中を通る脊髄，さらに末梢神経の正常な生理構造について，君がどのように把握しているのかを説明してもらおう。その後でRさんのどこが歪んで［Ⓑ］の状態になっているのかを説明してもらおうか。

研修医　はい。それについては自信があります。整形外科の教科書の頸椎症性神経根症の項目などに，図付きで記載されていますから……。

　　(2) 頸部（主に頸椎と神経根）の正常な生理構造
　研修医による頸椎の正常な生理構造のまとめは，次のようである。読者は〔図7〕〔図8〕（180ページ）を見ながら読み進めていってほしい。

　　　脊椎は人間の脊柱を形成している骨で，32〜34個からなる。その構造は椎間関節，筋肉，靱帯，椎間板で連結されていて，それら全体として動くことが可能である。特に脊椎の一部である頸椎においては，相接する二つの椎間の動きはそれほど大きくないが，頸椎全体として見るとかなりの可動域を有している。前屈では上下の椎体

が接するまで，後屈では上下の関節突起関節面が完全に接するまで可能である。側屈はそれほど大きくないが，回転のみでは180度まで回転可能であり，さらにこの脊椎は脊髄という中枢神経を容れている骨でもある。

頸椎は環椎（C1），軸椎（C2）とC3〜C7で形態が異なるが，今回はC3以下の病変なのでC3以下を中心に取りあげる。頸椎は1個の椎体と2個の椎弓，後方での棘突起，一対の横突起，上下の関節突起からなる。

椎体は下方に行くに従い，少しずつ大きくなり，椎体の左右にルシュカ関節と呼ばれる小さな突起がある。C2からC6の間では，横突起内にある横突起孔の中を椎骨動脈と静脈が走行している。C2/C3以下の上下関節突起と椎体後面外側には椎間孔と呼ばれる孔が形成され，ここを神経根が通っている〔図8〕。

脊柱管は頂点を後方にして丸みを持った三角形の形をしている。その前後径はC1が最大で，下方に行くにつれて小さくなっていき，C4からC7ではほぼ一定となる。正常値は約15mmである。C2以下では椎体間に約3mmの厚さを持つ椎間板があり，厚みは前方が厚く後方が薄くなっている。

椎体の前後にはそれぞれ前・後縦靭帯が覆っている。黄色靭帯は椎弓の間に介在していて，弾性線維があるため，頸椎の屈曲進展に関与しているとされる。

頸椎周辺の筋肉はたくさんある。表層の筋肉には胸鎖乳突筋や広頸筋や僧帽筋などがあり，その下層には頭板状筋，多裂筋などがあり，頸部の保持と運動を担っている。さらに深層には大後頭直筋といった筋肉があり，後

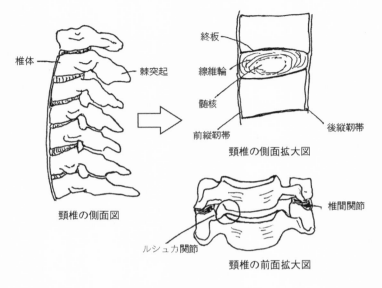

椎体

棘突起

終板

線維輪

髄核

前縦靭帯

後縦靭帯

頸椎の側面拡大図

椎間関節

ルシュカ関節

頸椎の前面拡大図

頸椎の側面図

〔図7　正常な頸椎の構造〕

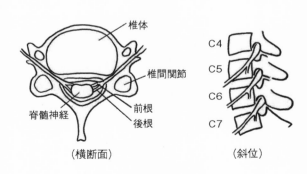

椎体

椎間関節

脊髄神経

前根

後根

C4

C5

C6

C7

（横断面）

（斜位）

〔図8　正常な頸部像〕

頭骨，環椎，軸椎を連結していて頭蓋—頸椎移行部を保
持している。これらの筋肉のほとんどには脊髄体節神経
の後枝が分布している。
（参考文献：『神中整形外科学（下巻）改訂23版』岩本幸
英編，南山堂　『脊髄・末梢神経の外科 改訂第3版』半田
肇監修，小山素麿・寶子丸稔著，南江堂）

研修医　以上が頸部の正常な生理構造です。次に，Rさんの頸
部の生理構造がどのように歪んだ状態になっているのかについ
てですが，X線写真やMRIの所見からC4/C5とC5/C6のルシュ
カ関節の骨棘が神経根の前根を圧排している，こんな感じなの
ではないかと思い，図を描いてみました（〔図9〕参照）。
指導医　うーん……。正常な頸椎や神経根の説明はよくできて
いたが，君が描いたRさんの頸椎と神経根の図は本当にそう
だろうか？
研修医　えっ！　MRIからもそう言えるのでは？
指導医　いやいや，まちがっていると言っているわけではない

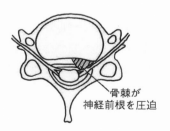

骨棘が
神経前根を圧迫

〔図9　研修医が描いた像〕

んだ。だが，そんなに単純な話かな？　という意味だよ。

研修医　ええっ！　そんなに単純な話じゃないって，どういう意味ですか？

指導医　君が描いたその図だけでは，Rさんのこの長い経過で起こっていた症状の変化のすべてを説明することはできないという意味だよ。つまり，君が描いた図のような状態であるとすると，Rさんが時折左上肢がしびれるという症状が出てきた頃から，空手講習会で左上肢筋力低下や筋萎縮が出現してきた経緯，そして今に至る過程をどのように説明できるだろうか。

研修医　そうですね。そう言われて考えてみれば，どうしてだろうと思います。確かに左上肢のしびれが出てきた頃には骨棘が形成されてきていたんだろうと思えますけれど……。でも，空手講習会の後に急に左上肢に筋力低下が出現してきたことについては，よく分からないです。この日にいきなり骨棘が大きくなったっていうこともないだろうし……。

指導医　君が先程指摘した通り，頚椎症性神経根症では一般的に椎間孔の狭小化を認めるものが多い。しかしながら解剖学的に見れば，神経根の断面積は椎間孔の断面積の3分の1程度であるため，椎間孔の狭小化による静的な圧迫だけで神経根症の原因を説明することは難しいと考えられている。

　君も講義で学んだと思うが，頚椎症性神経根症は臨床的にも「Spurling Test」などの特定の姿勢によって症状が誘発されることが知られている。つまり，頚椎症性神経根症というものは，椎間孔の狭小化という静止しているような状態の時の因子に，何らかの特定の姿勢をとるという，動いた状態の時の因子が加わることによって引き起こされると考えることができる。

研修医　確かに，そういう記述を読んだような気はしますが

……。しかし先生！　Ｒさんは，この日確かに空手の練習をしていますが，外傷はなかったということでしたし……。動いた状態の時の原因が何かと言われても……。

指導医　君が戸惑ってしまうのも無理はない。なぜなら，診療現場では君が話してくれたような説明で診断がついたとして，治療が開始されることが多いからね。頚椎症性神経根症の一種である頚椎症性筋萎縮症も自然に症状が軽快することも多いので，経過観察をして神経の回復を待ち，もし症状が回復しないか悪化したりすれば，手術も考慮するというような治療方針がとられることになるだろう。

　しかしこれでは，「診断をした」とか「診断がついた」としてよいものではない。なぜなら，先程も指摘したように君の説明だけでは，空手講習会の後に左上肢の筋力低下や筋萎縮が出現してきた経緯，そして今に至る過程を全く説明できないからね。しかもこれでは［Ⓑ］の状態の把握という点においても不十分と言えるだろう。

　Ｒさんの［Ⓑ］の状態，つまりＲさんの頚椎の内部構造はどうだったのか，どのように変化していったのかということがしっかり像として描けないと，診断のためにいわば体の中を透けるように内部構造を把握したことにはならないからね。

研修医　うーん，そうですね……。確かに僕の説明だけでは，空手講習会の後に急に症状が悪化したということの説明ができないとは思います……。

指導医　空手講習会の後に左上肢の筋力低下が生じ，その後筋萎縮が急に出現してきたが，このような症状が急に出現するだけの理由が絶対にあるはずである。だから［Ⓑ］の状態を把握するために，Ｒさんが左上肢のしびれが出た頃から，空手講習

会の後に急に左上肢の筋力低下が生じ，そしてそれに続く筋萎縮が出現した時までを中心に，Rさんにもっと詳しく事実を問診した方がいいだろう。特に頸椎を中心にした運動に関わっての歪みであるから，Rさんがどのような運動をしていたのかということを中心に問診した方がいいだろう。

きっとその中にRさんの左上肢の筋力低下と筋萎縮を引き起こした答の鍵となる何かが隠れているはずだよ。

研修医　分かりました。Rさんに聞いてきます。

（3）左上肢筋力低下と筋萎縮が出現した前後の
　　詳細な問診から得た事実

以下は研修医がRに問診をし，その内容をまとめたものである。

　　某年12月頃　通勤時，特にリュックを背負って自転車をこいでいると，時折左腕にしびれがあった。

　　翌年3月19日　午前中に公式試合で審判員になるための審判講習会，午後には高段者向けの技術講習会に参加した。Rの行っている空手は，技を相手に当てない寸止め空手ではなく，防具空手（剣道のように頑丈な防具を使用し，激しく打撃を加えるもの）であるという。

　　審判講習会が始まる前に準備運動をしていた。準備運動として左腕で審判員用の旗をいろいろな方向に振っていた中で，左腕全体で横水平方向へ鋭く大きく伸ばすように振ったところ，旗をピタッと止めることができず違和感を覚えたが，予定通り講習会に出席した。審判講習会は実際の組手試合の審判を1時間にわたって行う実践

的なものであったが，問題なく行うことができた。

　その後，午後からの技術講習会の練習に参加したが，空手の突(ツキ)や蹴(ケリ)の基本練習は問題なくできた。さらに流派のトップレベルの上級者と 掛 稽 古(カカリゲイコ)（下級者が上級者に対して攻撃するが，上級者はそれを防御するのみで下級者に攻撃をしない練習であり，下級者が思いきり技を出せる）を2回行った。この時の上級者はRよりも15cm以上身長が高く，体重も20kgほど重い人であった。

　1回目の掛稽古では，Rは上級者に対し右足を大きく一歩前に出し，顔面に向かって十分に体重の乗った右の突を出し，上級者がその場でRの技を受けるという場面があった。2回目は，Rが一歩前に出て上級者の臍あたりに右足で前蹴を出したところ，前蹴を上級者に受けられたので，Rはすかさず上級者の顔面に右手の拳を突き出したが当たらなかったという場面があった（〔図10〕

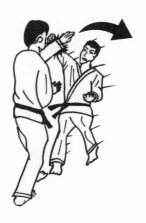

〔図10　掛稽古の様子〕

参照）。

　Rはいずれの場面も相手の上級者によって，全体重を乗せた攻撃を真正面から受けられ，Rの体は上級者の体の横外方向に押しやられるような形となった。この時にRの右腕は，右斜め上方に押し出された。Rは出した技を上級者に受けられ，体を押しやられたことで体勢が崩れそうになったことから，自分の体がよろけないようにぐっと足で踏ん張った。その結果，ほんの一瞬ではあるがRの頸部は右斜め上を見上げるように後屈し，体も後ろ側に反り返るような形になった。その時Rは自らの頸部に明らかな衝撃は自覚していない。

　その後も，段ボールで作製した大型の打撃ミットを用いて突蹴を当てる練習に，通常通り参加することができた。段ボールで作製した大型の打撃ミットは，段ボールを何枚も重ねて作製した頑丈なもので，サンドバッグやクッション性の高いマットとは異なり，固く重く作られており，防具空手独特の激しい踏み込みを加えた突蹴を当てる練習のために用いるという。

　しかし空手の練習が終わり帰宅しようとした際に，道着などが入った鞄を持ち上げようとしたところ，左腕に力が入らないことを自覚した。帰宅時の電車内で数回，左上腕三頭筋付近につるような痛みがあった。帰宅後，左上腕二頭筋に力が入らないことを自覚した。

　以上の内容をふまえて，次のようなやり取りがあった。

指導医　なるほど。Rさんの事実をよく確認してきたね。さて

ここまでのところで，君はRさんの［Ⓑ］の状態をどのように考えただろうか？

研修医　Rさんが空手講習会の時の練習の状況を，僕の目の前ではほぼ再現してくれる形で実演しながら答えてくれたので，その時の状況をよくイメージすることができました。うまく表現できているか心配ですけれど。でも僕は結局，よく分からないなあと思いました。

　確かに空手講習会の日を契機として症状が急激に悪化しているとは思うのですが，Rさんに聞いてもバタンと勢いよく倒されたとか，強烈なパンチを食らったとかのエピソードはなかったんです。Rさんも思い当たることがなく，強いて言えば審判のための準備運動の中で旗を左腕全体で大きく横に振った時に，旗をピタッと止められないという違和感があった程度でした。

　審判の旗もテレビの柔道などで使われている普通の旗のようですし，軽そうな旗を少し振ったくらいであんなに著明な左上肢の筋力低下や筋萎縮が生じる状態になるのかなあと思いました。かえって謎が深まったっていうか……。

指導医　そうだね。左上肢の筋力低下と筋萎縮という状態へと変化が起こったのは，もう既に半年程度前の出来事であって，目の前のRさんにいまだに続いている状態とは限らない。つまり患者さんは，［Ⓑ］の状態になってすぐに君の外来を受診するとは限らない。

　だからこの症例で，数か月前の出来事といえども問診によって当時の必要な事実を取り出し，その時の患者さんの内部構造をまるで透かして見ているかのようにしっかりと像を描き，そこから正常な生理構造のどこがどのように歪んだ状態になっているのかを見てとることを学んでほしいと思う。

では君が最初に提示してくれた事実と，改めてRさんに問診して分かった事実から，空手講習会の日のRさんにどのような状態があったのか，そこからどのように生理構造が歪んでいったのかということを筋道立てて見ていこう。

（4）患者の生理構造が歪んだ状態を像として描く

① 頸部の内部構造が徐々に変化していった過程を説く

　指導医と研修医によるやり取りが続くのであるが，紙面の関係上，ここからはそのやり取りのまとめを記していくこととする。

　まず，患者Rは，若い頃から何度も空手の組手練習や試合を経験してきたようであったが，その中で今回の左上肢脱力に近い状態になったエピソードがある。研修医が最初に提示した既往歴の中にあるが，Rが45歳の時，組手練習の中で顔面に上級者の掌による攻撃を何度も受け，練習後に右上肢の力が入りづらくなり，その状態が1か月程度続いたが，その後自然軽快したという事実である。

　この状況に関して，Rの主観では強い衝撃を受けた覚えはなく，頸部に強い力が加えられた覚えはなかったようである。Rが若い頃であれば何度受けても問題ない程度の頸部への衝撃だったと思われるが，45歳になったRにとっては，若い頃には何ともなかった程度の力でも，頸部に何度も衝撃が加わると神経障害を引き起こすような状態だったことが推測される。

　そして51歳の時には，通勤時にリュックを背負って自転車をこいでいると，時折左腕にしびれが生じるようになっている。この頃には一定の姿勢や頸部への負荷で症状が出現するように

なってきており，45歳時よりもはっきりと頸椎症という病態へと変化してきていたのである。頸椎に骨棘が形成されるといった，頸部での正常な生理構造の歪みが実体レベルにまで進行してきていたことが推測される。

　空手講習会の日においても，審判の練習の際に水平方向に旗を振るという動作で左上肢に違和感を抱いている。旗が審判用の軽いものだったことからも，軽度の頸部への負荷でしびれや違和感などの症状が出現する程度にまで，Rの頸椎症が悪化していたと推測される。

　ここで，なぜ頸椎症が進行してしまったのかということも大きな問題であるが，それについては後程説くこととし，まずは左上肢の筋力低下と筋萎縮の状態へ至った構造について見ていくこととする。

　　② 頸部における内部構造が
　　　　急激に変化していった構造を説く

　　ⅰ）内部構造が急激に変化していった時の
　　　　体全体の具体的な像

　前節で説いたように，Rの頸椎症は空手講習会の時点で，旗を振る動作で違和感が生じるほど頸椎の変形や骨棘の形成が起こり，頸部への軽度の運動負荷で椎体や骨棘などが神経を圧迫するなどして，神経症状を引き起こすような状態になっていたと言える。Rはこのような状態で上級者との掛稽古を2回行ったのである。

　その掛稽古では2回とも右突と右蹴技を自分の全体重を乗せる形で出したが，いずれの攻撃も上級者の相手に受けられ，R

の体は相手の横に押しやられるような形になった。しかしこの時も，Rとしてはいつもより強い衝撃を受けたと感じることはなかったようである。

　この2回の掛稽古で受けたRの体への衝撃は，Rに頸椎症がなければ何の症状も起こらない程度のものだったのだろう。その証拠に，その上級者と掛稽古をした他の参加者にはRと同じような症状が出た人はおらず，上級者との掛稽古が誰に対しても強い衝撃を与えるようなものではなかったと言える。

　しかしながら，この時Rは50歳代で，旗を横に振るだけで左上肢に違和感を覚えるほど頸椎に骨棘が形成されていた。このように実体的な頸椎の変形という歪みが基礎にあった状態で2回にわたって掛稽古を行い，上級者に全力で出した攻撃技を受けられ，体を相手の横に押しやられるような形になった。

　つまり，Rの主観としては若い頃から組手の際にいつも受けるような衝撃だったかもしれないが，Rの頸部は実体的な歪みを持つレベルになっていたため，その衝撃によるRの頸部への影響が若い頃とは全く異なる大きなものとなってしまったのである。

　読者には〔図10〕（185ページ）を参考にしてもらいながら，この状態を具体的に描いてみよう。1回目の掛稽古の時，Rは全力で右突を出している。自分より15cm以上身長の高い相手の顔面への攻撃であり，Rは相手を見上げる形になりながら，右上肢を斜め上方向に突き出していることから，Rの頸部は後屈することになる。

　しかもRは右突に渾身の力を込めながら，体全体で上級者へ大きく突っ込んでいるので，Rの全身の勢いがその突きにいわば乗っている。それに対して上級者も，Rの全力の技を受け

るために力を込めているのである。しかしＲがいつもより強い衝撃があったわけではないと感じていることから，上級者がＲの技の勢いの方向に正面からぶつかる形で受けたのではなく，Ｒの体を横に押しやった形で受けたことで，上肢がぶつかり合った時の衝撃がある程度相殺される形になったと言える。

　ある程度相殺されたとはいっても，Ｒは自分が出した技を受けられたことによる反作用としての衝撃を一定程度は受けているはずである。右突や右蹴を出して受けられた場合，反作用として返ってくる衝撃によって，頸部は左後屈するような状態になり，負荷がかかったはずである。

　Ｒは身長の高い相手に対して技を出していることから頸部が後屈した状態になっており，技を受けられた時には既に後屈であった頸部に，さらに左後屈するような形での衝撃が加わったのである（その力を185ページの〔図10〕の矢印で示している）。

　２回目の掛稽古でも，１回目の時と同じように勢いよく相手に向かって右の前蹴を出し，上級者に受けられ，さらに相手の顔面へ向けて右突を出している。今度も右側の攻撃技であり，右前蹴を受けられた反作用として頸部が左後屈するような衝撃を受けた上に，背の高い相手の顔面へ向けて右突を出したことによってさらに後屈した状態になったのである。

　その後，Ｒは段ボールを突く練習を行っている。この練習は実際に突を段ボールに当てるので，段ボールを打ち抜くことがない限り，Ｒの突の反作用の力をＲ自身の体が受けることとなり，突く度に頸部に後屈するような負荷がかかったと言えよう。もちろんＲが左側の技を出すこともあり，頸部が右後屈することもあったと思われるが，もともと攻撃技として右の突や蹴を多く出すくせがあったようである。画像所見でも椎体の

左側が右側に比べてより狭小化していたことから，左側に症状が出たものと思われる。

ⅱ）内部構造が急激に変化していった時の
　　頸部の状態の具体的な像

　次に，このような状態における頸部の生理構造に，どのような変化があったのかを見ていこう。

　Rの頸部には軽い負荷でしびれが起こってきていた上に，ある程度の強い力での左後屈への負荷が比較的短時間に何度もかかったことは，Rの頸部にもともと存在していた骨棘が神経に何度も接触し，その都度損傷を与えていたことになる。

　つまり損傷部位が頸髄の前根あるいは前角部であったのであり，その部位の損傷が何度も繰り返されたということである。確かに一回一回の損傷の程度は，バイク事故などで起こるような引き抜き損傷や神経切断といった，いきなり麻痺や感覚の脱失を起こすような激しい損傷ではなかった。だからこそ激しい症状がすぐには出現せず，Rは体の内部で起こっている変化を自覚することなく，練習を最後まで続けてしまったのである。

　しかしながら，比較的短時間に同じ部位への神経損傷が繰り返されたことで，一回一回の損傷の程度は小さくとも，空手の練習が終わる頃には複数回にわたる損傷が蓄積された結果，その損傷の程度が大きくなってしまっていたのである。

　さらに損傷部位の前根あるいは前角部には，損傷が大きくなったことによって損傷部位の修復のための炎症反応も起こっていった。炎症が起こると周辺から細胞が集まってくるため，いわゆる「腫れる」という状態になる。そしてこの炎症反応は，損傷部位の回復のためには必要な過程であるが，Rの場合は，

もともと頸椎症で神経の出口が狭くなっていたために，神経やその周囲の組織が腫れたことで，さらに神経が狭い出口によって圧迫されることになってしまったのである。

　つまり，衝撃を受けたことによる神経の損傷に加えて，腫れたことで，さらに圧迫されたことによる神経の損傷が重なって，神経の損傷が増悪してしまったと思われる。

　この過程をＲの症状と重ねてみると，少しずつ炎症が起き始めた頃から，講習会からの帰宅時の電車内で「つる」ような痛みを数回感じるようになっていき，炎症反応がしっかりと起こって腫れ，その腫れによりさらに神経が圧迫され，損傷がよりひどくなっていった過程が，翌日に痙攣が生じるようになってきた頃と考えられるのである（次ページの〔図11〕，〔図12〕，〔図13〕を参照）。

指導医　以上が，空手講習会の日にＲさんに起こったと推測される，[Ⓑ] の状態の一過程である。君はしっかりと像を描くことができただろうか？

研修医　僕は教科書の図を見てＲさんもこんな感じだったんだろうと簡単に考えてしまっていました。それで「体の中を透けて見るように」できていると，自分勝手に満足していたんだと反省しました。僕のＲさんの内部構造の図は浅かったです。

　Ｒさんの症例で，先生がいつも言われていた「患者の体の中をまるで透けるかのように内部構造の像を描く」ということの中身が，少し分かったような気がしました。

指導医　しっかりと像を描くということが少しは掴めたようだね。内部構造の像といっても，それは生きている人間の内部構造であるから，決して静止的な像ではない。その人が生きて生

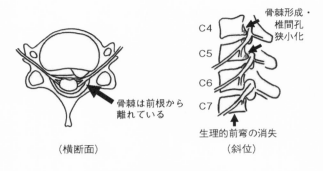

骨棘は前根から
離れている

骨棘形成・
椎間孔
狭小化

C4
C5
C6
C7

生理的前弯の消失

（横断面）

（斜位）

〔図11　患者Rの静止時の頸部像〕

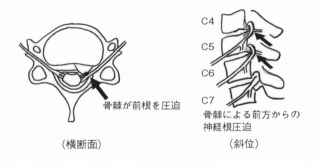

骨棘が前根を圧迫

骨棘による前方からの
神経根圧迫

C4
C5
C6
C7

（横断面）

（斜位）

〔図12　患者Rの受傷時の頸部像〕

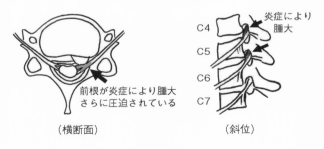

前根が炎症により腫大
さらに圧迫されている

炎症により
腫大

C4
C5
C6
C7

（横断面）

（斜位）

〔図13　患者Rの受傷後の変化の像〕

194

活していることによって，時々刻々変化していく内部構造を，像として描いていかなければならないのだよ。

第4節　患者の正常な生理構造が
歪んでいく過程を捉えるために
——頸椎症の成因についての教科書的なまとめ

　前節では，生理構造の歪んだ状態［Ⓑ］である頸椎症性筋萎縮症の内部構造の変化を見てきた。次に正常な生理構造［Ⓐ］から歪んだ状態［Ⓑ］の過程，すなわち，なぜ頸椎症になったのかについて説いていくこととする。指導医と研修医との間で以下のようなやり取りがあった。

指導医　では次に，Rさんは頸椎の正常な生理構造がどのように歪んでいって頸椎症という状態になっていったのかについて考えていくことになるが，その前に，君は頸椎症とその原因についてどう理解しているのだろうか。
研修医　はい。頸椎症は頸椎や椎間板が少しずつ変形して，脊柱管の中を通る脊髄や椎間孔を通る神経根が次第に圧迫されて，上肢のしびれや鈍痛などの症状が出る疾患と理解しています。
　今回，頸椎症の原因について調べてみたのですが，頸部は重い頭部を支えながらいろいろな方向に動かすために，頸椎の椎骨と椎骨の間の椎間板に負荷がかかります。加齢に伴って椎間板の内部の髄核の水分量が低下するため，外側を覆っている線維輪が変性したり，髄核が後ろに脱出したりします。
　さらに線維輪の膨隆による力学的負荷や機械的損傷が加わって，骨棘が形成されます。椎間板の脱出や骨棘の形成などが，

脊柱管や椎間孔の狭小化をもたらすと，そこを通る神経が圧迫されてしびれや鈍痛が生じるのだと理解しました。

　教科書の説明からすると，Ｒさんも加齢に伴う変化によって頸椎症になったということで理解できます。あと，力学的負荷や機械的損傷というのもありましたけど……。交通事故とか，そういう既往はＲさんにはなかったように思いますので……。

指導医　確かに，君が教科書で調べてきたように，「加齢」ということも要因の一つではある。しかし，「加齢」だけで済ませてしまうと不十分と言わざるを得ないだろう。なぜなら，椎間板の狭小化や骨棘の形成はすべての頸椎の椎骨の間で生じているわけではなく，Ｒさんでは C4/C5，C5/C6 という部分で生じているからね。もし「加齢」だけで済ませてしまえるような病態であるなら，Ｒさんはなぜ C4/C5，C5/C6 に所見が限局しているのかについて，説明がつかないね。

　ではなぜ，椎間板の変性や骨棘形成が生じるのだろうか。それが分かるためには，椎間板とは何かを考えなければならないが，椎間板は独立して存在しているのではなく，椎骨と椎骨をつなげる関節を構成しているものである。ならば，関節とは何かをふまえて考えなければならないが，関節とは何かと聞かれて君はどう答えるかな。

研修医　関節は骨と骨が連結しているところですね。

指導医　では，なぜ骨と骨を連結する必要があるのだろうか。

研修医　なぜ……ですか？　だって，骨がつながっていなかったら，体の中がバラバラじゃないですか！　先生が何を言いたいのか，サッパリ分からないのですが……。

第5節　生命体における
　脊椎を中心とした骨の形成を見る

（1）魚類における骨の形成

指導医　まあ，そういきり立たないで。この症例を考えていく時に，なぜ骨と骨を連結する関節というものが存在する必要があるのかを分かることは，とても重要なことなのだよ。

　関節というのは関節というものがあるのではなく，君の言った通り，骨と骨をつないでいる部分である。しかも関節を介して骨を動かすのは，その骨に腱を介して付着している筋肉だね。だから，関節とは何かを考えるならば，そもそも骨とは何か，筋肉とは何かが分からなければならず，そのためにはそれらがなぜ形成されたのかを知らなければならない。

研修医　そこまで考える必要があるのでしょうか。

指導医　もちろんだ。本来はそれが分からないと，頸椎症をきちんと把握できないんだよ。先程の〔図1〕の左端から人間が誕生するまでの過程を捉えなければ，人間の正常な生理構造は分からない。正常な生理構造が歪んだのが病気なのだから，病気を分かるためには，人間が誕生するまでの過程をしっかりと分かることが大事なのである。

　今回は骨や筋肉や関節といった運動器官の問題だから，整形外科志望の君に必要なレベルで，骨や筋肉や関節が形成された脊椎動物の最初の段階の魚類から考えていくことにしよう。

研修医　運動器官に絞って考えるなら，少しはイメージできるかもしれません……。

（筆者注：指導医と研修医の対話のまとめとして指導医が描い

てみせた，脊椎を中心としたそれぞれの生命体の絵を本章（3）
の最後（223ページ）に掲載している（〔図16〕）。読者はその絵
を参照しながら対話を読み進めていけば，イメージが描き易く
分かり易いと思う）

指導医　では生命体の発展途上で，なぜ魚類に骨ができてきた
か分かるかな。
研修医　うーん……。
指導医　ヒントは簡単だ。運動だよ。運動器官の形成について
問題にしているのだから，その生命体がどのような運動をして
いるのかを考えていけばいいのだよ。
研修医　ああ，そうですね。どういう運動をしているかを考え
ていけばよいのだから，少しは分かるような気がしてきました。
魚類だったら，海とか川で泳ぐということですね。
指導医　そうだよ。では魚類が泳ぐためには，というか，君に
分かり易く言えば，魚類が泳げるようになるには，どのような
体でなければならないか，ということだよ。
研修医　魚類はヒレを動かし，体をくねらせながら泳ぎます。
だから……。そう，くねらせるには筋肉が必要です。筋肉は収
縮と弛緩によって，体の曲げ伸ばしができますから。
指導医　そうだ。君には生命体の発展を論理的に捉えた「生命
の歴史」を理解するのはまだ難しいと思うけれど，魚類段階と
いうのはクラゲ段階から発展したものなのだ。この二つの違い
はおよそ分かるだろう。
　湖のような穏やかな水の中でユラユラと漂っているだけのク
ラゲが柔らかい構造でよかったのに対して，流れのある水の中
を動くことが必要となった魚類は，動くことができるための，

しっかりとした構造が必要になったのである。それが筋肉だった。しかし，筋肉だけでは泳ぐという高度な運動はできなかったのであり，それを支えるものが必要だった。

研修医　分かった！　それが骨ですね。

指導医　そうだよ。骨というのは硬い組織によって体の構造を保ち，守りながら，なおかつ筋肉の芯となって運動するためにつくられたものである。つまり，骨とは生きるための運動形態がとれるよう，体の構造を保持し守るための硬質性を持ったものとして形成されたのであり，その中でも，脊椎はその中心的な役割を果たしているのだよ。

研修医　確かに，ほとんどの魚料理で，背骨は硬くて食べられませんね。だけど，運動するために，筋肉の芯として硬さを持ったものが必要になったというのは分かりますが，体を守るというのはどういうことでしょうか。

指導医　骨をバラバラに考えては駄目だ。骨は骨格という全体のつながりを持って形成されたことを分からないといけない。君が魚料理を想像したなら分かるはずだが，魚料理で必ずと言ってよいほど残すのは，脊椎と頭部の骨だろう。

　魚の頭部，つまり脳は骨のような強度を持つものでしか守ることができないということだよ。では，脊椎は何を守っているのかを考えればよい。魚類でイメージしにくかったら，人間の体の構造を思い浮かべてごらん。脊椎としては，魚類段階以降の脊椎動物としての一般性を有しているのだから。

研修医　人間の体なら，解剖の図を思い浮かべれば分かるような……，そうか！　人間の脳は頭蓋骨にしっかりと守られていますし，脳から尾側方向に伸びている脊髄は，脊椎にがっちり守られていますね。

指導医　それだけでなく，全身の血管や神経も太い部分は骨に沿って走行しているだろう。

研修医　確かに，肋間神経や肋骨の血管も肋骨に沿っていますね。そうだ！　下行大動脈から腹部大動脈も脊椎の前側を走行していますが，それらは脊椎に守られていたということですね。

指導医　そうだ。考えてもみたまえ。神経や血管が硬い骨によって守られていなければ，激しく運動する場合は当然だし，ゆっくりでも大きく曲げられてしまえば損傷してしまい，麻痺や大出血をきたしかねない。それでは命も危なくなるだろう。

　このように，骨とは生きるための運動形態がとれるよう，体の構造を保持し守るための硬質性を持ったものとして形成されたのだ。それに対して先程言ったように，水の中で自在に運動するためには体の柔軟性が必要であり，それは筋肉の収縮や弛緩によって可能となったのである。つまり，骨が体の硬質性を保つのに対して，筋肉は体の柔軟性を保つためのものだ。その両者の統一によって魚類の水の中を移動する，すなわち泳ぐという運動が可能になったということである。

研修医　筋肉については，いわば体を動かす動力のようなイメージで分かり易い気がしますが，骨も運動に関係するというのは……。

指導医　では君に聞くが，もし背骨が単なる一本のパイプのような骨だった場合，筋肉の収縮や弛緩があれば，それで体を曲げることができるのだろうか。

研修医　そんな！　体の骨が一本だなんてありえません。魚料理を食べる時に，魚の脊椎はいくつもの骨がつながっているのが分かるじゃないですか！

指導医　もちろん，背骨が一本の骨でできているなんてありえ

ないよ。しかし，ありえないことを対立物の統一として考えなければ，なぜそうなっているのかが分からないのだよ。

研修医　先生の言っていることがサッパリ分かりませんが……。

指導医　君の言う通り，事実は背骨が一本の骨でできているなどということはないよ。しかし，ここで大事なことは，ある事実が「なぜそうなっているのか」を考えるには，反対に「なぜそうなっていないのか」ということと併せて考えていくと，「なぜそうなっているのか」が見えてくるということなのだ。これを対立物の統一というのだが……。

　今日は，難しい説明はせずにおくけれども，魚類の脊椎はいくつもの骨がつながっているのが事実なのだから，その反対，すなわちいくつもの骨ではなく，横に長く太い一本の骨だけだったらどうなるかを考えてみてほしい。

研修医　魚類の骨が横に長く太い一本の骨だけだったら，硬くて，とてもじゃないけど曲がらないです。

指導医　そうだよ。骨と筋肉があるだけでは体を動かすことができないだろう。だから，骨は，魚類なら魚類が運動できるように，いくつかの骨に分かれているとともに，その骨と骨が運動に適するように，連結する構造を持っているのである。

研修医　分かりました！　それが関節ですね。

指導医　そういうことだよ。骨や筋肉は部分として見れば相対的に独立して存在していると言ってよいのだが，これを部分としてではなく，全体（一体性）として見てみると，同じものが分けられるための部分とも思えるはずだ。だから関節とは，一体の骨を，一体でありながら一体でない働きをする役割を持つものだ，と論理的に捉えるべきなのである。

　関節は一言で言えば，一体性的実在物であり，端的には骨と

骨をつなぐ部分，つまり構造の中の一部分のことを言うのである。解剖で教わった人間の関節でよいから，関節の構造を思い浮かべてみれば，簡単に分かるだろう。

研修医　うーん。関節には可動関節と不動関節があって……。可動関節は骨端とそれを覆う軟骨，滑液を分泌する滑膜，関節部分を包む関節包があり，関節の安定性を保つために靭帯がつながっています。不動関節というのは，軟骨結合や靭帯結合などがあって……。

指導医　またまた，それは教科書の説明の棒読みだろう。君のように訳も分からぬままに，いきなりそのような細かい知識に入っていってしまうと，逆に関節とは何かが現象か文字だけとなり，分からなくなってしまうのだよ。

　関節の構造の違いは，その関節がどのような運動をするのか，つまり運動をさせられるのかという，それらの運動形態や運動の程度によって形成のされ方が異なってくるのである。だから，関節とは何かを分かるためには，それらの様々な関節の共通性に着目し，一般性を捉えていかなければならない。

　君が言った可動関節であれ，不動関節であれ，関節を構成する骨と骨は少し離れていて，その間に何らかのクッションのような柔軟性を持つものがあるだろう。それとともに，骨と骨とをつないで安定させるものがあり，関節を挟んだ骨を動かすのが，その両方の骨に腱を介して付着している筋肉である。関節は一般的にこのような構造を持つのである（〔図14〕参照）。

　すなわち，骨は骨だけで動かすことはできず，骨と骨がつながっている関節部位で，その骨に付着している腱を介して筋肉が収縮や弛緩することによって，初めて動かすことができるのだ。つまり，関節というのは，骨と筋肉の存在形態として魚類

段階の生命体で形成されたのだが，それは水の中で自在に運動できるように，硬質性と柔軟性という対立する構造を統一するための構造として形成されたのである。

研修医　先生が細かな違いを見ていくのではなく，共通性に着目するのが大事だと言われましたが，クッションのような役割をしているものが，脊椎であれば椎間板ですし，膝関節や股関節のような大きな動きを必要とする可動関節では，軟骨と関節包に包まれた滑液であり，離れている骨と骨をしっかり支えて，安定性を保っているのが主に靭帯ということですね。何かすっきりと理解できたような気がします（〔図14〕参照）。

指導医　はじめはその理解でよいのだよ。そのような一般性をしっかりと捉えることが筋道を立てて考えることの第一歩だからね。その上で，少し椎間板の構造を見てみよう。

　ここは○○湾に近いから，君はマグロ1頭をさばいたところを見たことはないかな？

研修医　ないです。僕はここの出身ではありませんから。

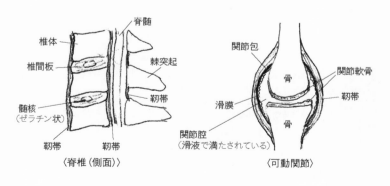

〔図14　関節の構造〕

指導医　そうだったね。私は魚類の脊椎がどうなっているのか
を知りたいと思って，知人に頼んで養殖のマグロを解体してい
る魚市場に行って，脊椎をいただいてきたことがあるのだよ。

研修医　ええー‼　わざわざマグロの脊椎をもらったのですか。
そこまでするのですか。

指導医　何事も勉強だからね。写真を見せよう。

研修医　おおー‼　Ｘ線写真は綺麗ですね。濃く白い砂時計の
ような形が並んでいますが，それが椎体ですね。

指導医　そうだよ。椎体の真ん中のくぼんだところから上に伸
びているのが背びれの骨，下に伸びているのが肋骨だよ。マグ
ロの椎体は人間の椎体より骨密度が高いだろうから，Ｘ線写真
でかなり白く写ったのだろうね。

研修医　つまり，硬いということですね。そして，椎体と椎体

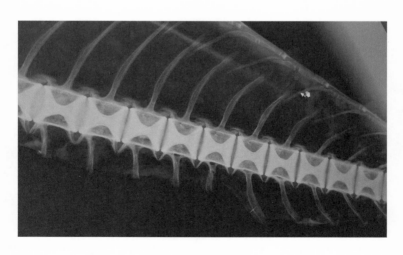

〔写真１　魚類（マグロ）の脊椎のＸ線写真〕

の間が椎間板ですね。

指導医　そうだ。さらに，椎間板にメスを入れてみたのだよ。

研修医　メスを入れたんですか！

指導医　椎間板ヘルニアに対する手術の一つである後方除圧術と同じだよ。髄核がゼラチン状だと分かり，線維輪がその周囲を取り囲んでいるのがよく分かったよ。人間の椎間板の構造と一般性としては同じだったね。

研修医　魚類でも人間でも，椎間板はショックアブソーバーという役目を持っているからですね。

指導医　そうだね。しかし，X線写真で見るとよく分かるが，椎間板を椎体との大きさの比で考えると，人間のものより狭いというか，薄いことが分かるかい？　椎間板が狭いせいか，脊椎全体を曲げたけれども左右に大きく曲げられなかったのだよ。

研修医　魚は体をクネクネ曲げながら泳ぐように見えますが。

指導医　確かにそうなのだが，人間の脊椎は左右にかなり曲がるのに対して，魚類の椎間板は人間のように厚くないから，肋骨についた筋肉などを使って，脊椎の部分部分が少しずつ曲がって泳いでいるのだろうね。

研修医　そうなのですね。脊椎全体が大きく曲がるほど柔らかかったら，マグロは海流の中を泳ぎきれないのでしょうか？

指導医　そうだろうね。つまり，魚類の骨や筋肉は「泳ぐ」という運動形態に見合ってつくられるが，それは同時に，魚類は魚類の骨や筋肉に見合った運動形態しかとれないことを意味するものなのだよ。

研修医　う〜ん，よく分かりませんが。

指導医　そうだね。まだ魚類しか見ていないからね。もう少し生命体の発展を見てから，説いていこう。では，ここまでのま

とめとして魚類の絵を描いてごらん。

研修医　ええ？　僕は絵を描くのが苦手なのですが……。魚類なら頭があって，胴体があって，ヒレがあって……。そのあと，どうすれば……。

指導医　上手に描く必要はなく，漫画的でよいのだよ。今回は脊椎を中心に学んでいるのだから，君との会話で話したポイントを押さえればよいのだよ。魚類はほぼまっすぐ前に泳ぐのだから，こんな風に……頭部から脊椎がほぼまっすぐ横にあって，脊椎自体はパイプのような１本の骨ではなく，いくつかの骨が連結している……ということを押さえればよいのだよ（223ページ〔図16〕参照）。

研修医　確かに，絵で描いてみると分かり易い気がします。

指導医　そうだよ。この先も対話の後に，まとめとして絵を描いていってみよう。

　ここまでの会話の内容をまとめると，以下のようになる。生命体は魚類段階で骨，筋肉，関節という直接的な運動器官が分化し，専門化したのであるが，その構造は，魚類は水の中を移動する，すなわち「泳ぐ」という運動形態を可能とするために，筋肉と骨と関節が形成されたのである。

　その中でも，体の軸として体を支えていけるための脊椎は，その役割を果たすために，いくつもの椎骨が椎間板を挟んで連なり，椎骨の突起につながる筋肉の収縮や弛緩によって，関節を介して骨を動かしていくのである。

　この魚類段階の運動器官の構造が基本となって，生命体はさらに複雑な運動が可能となるように発展していくことになったのである。

（2）脊椎を中心とした骨の発展——両生類と哺乳類

指導医　では次に進もう。魚類段階から，さらに地球の大激動により，徐々に陸地がしっかりと形成されていく中で，魚類段階の生命体は陸地でも生きることができるようになり，両生類段階へと発展したのだが，君はその時代の陸地というものをどのようにイメージしているのだろうか。

研修医　海と砂浜の境目のようなものでしょうか……。

指導医　その頃の地球はまだ，現在のようにはっきりと海と陸地に分かれていたわけではない。陸地とはいっても水がたまったり，また干あがって陸地になったりしていたと思った方がよい。だから，陸地といってもドロドロした泥地のようなものだっただろう。水の中をスイスイ泳げるようになっていた魚類とは異なり，両生類は動くにはかなりの抵抗がある泥地を，餌をとるために這うようにして何とか進んでいかなければならなかった。それを繰り返すことで，運動器官にどのような変化が起きたと考えられるだろうか。

研修医　魚のヒレのようなものから，四つの足ができてきたということですか？

指導医　そうだ。君が言ったように，両生類段階で四つの足が形成されてきたということは，非常に大きな変化であった。しかし，それとともに忘れてはならない変化が脊椎である。魚類は水の中にいるから浮力もあり，体の重みを支えることはそれほど大変ではなかった。

研修医　そうか。両生類は陸上にいる時には，重力によってかかる自分の体の重みを，自分の力で支えなければならなくなったということですね。どうやって支えるようになったのでしょうか。

指導医　一つには，脊椎の連結が強固になったことが考えられる。現在生きているカエルの骨格を見ても分かるように，脊椎の上下方向の関節突起が発達して，椎骨の連結が魚類よりもしっかりしたものになっている（椎骨の連結については，180ページ〔図7〕の人間の正常な頸椎の図を参照のこと）。

　体の重みを支えられるようになるためには，もう一つには君が言ったように，四つ足が強固なものにならなければならなかっただろうね。しかし両生類で形成されてきた四つ足は，最初から哺乳類のように体の下部方向に伸びた足だけで自分の全体重を支えられたわけではない。最初は体全体で体重を支えるしかなかったのだから，四つの足も体幹の骨と関節を介してほぼ横方向につながって形成されたことが推測できる。

　現在のカエルの骨格を見ても，肩甲骨が脊椎に連結して斜め横方向についており，しかもかなり大きな骨である。重力による体の重みを支えながら，なおかつ前足を大きく動かす必要があったから，そのような形態に形成されてきたのである。

　では，次に哺乳類を見ていこうと思うが，その前にここまでのまとめとして，両生類の絵を描いてみたまえ。

研修医　うーん，魚類よりさらに難しいですが……。カエルのような……。

指導医　確かに魚類のヒレが足になっていったのだが，いきなり現在のカエルほど四つの足が発達したわけではないから，こんな風でどうだろうか……（223ページ〔図16〕参照）。

　脊椎の連結が強固になっていったのは描ききれないので，〔図7〕の人間の頸椎の図の中で，上下の関節突起で一つの関節を形成していることを参考にしてもらうとよいだろう。では次に，哺乳類にいこう。

研修医　はい。よろしくお願いします。両生類の次は哺乳類なのですね。

指導医　そうだよ。君は哺乳類が誕生した頃の地球の大激動について知っているだろうか。

研修医　いやー，ほとんど知りません。生物学や地学をそれほど詳しく勉強しませんでしたから。

指導医　その頃，ヒマラヤ山脈やアルプス山脈が形成されるほどの，地球の大激動が起こったのだ。つまり，山になったり海になったり，さらに山火事が起きたりというような地球の大激動の中を，生き延びるために逃げ回れるようになった生命体が，大地を駆け巡ることができる哺乳類段階へと発展したのである。

研修医　そんな大激動だったのですね。知らなかったなあ……。

指導医　知らなかったなら今，ここでイメージしてごらん。そのような大激動の中で大地を駆け巡ることができるようになるためには，運動器官にはどのような変化が起こる必要があったのか。

研修医　それはもちろん，オオカミやライオンを見れば分かるように，四つ足が大地を駆け巡るほどに発達したということですよね。

指導医　確かにそうなのだが，足だけではない。哺乳類段階では，大地を駆け巡れるよう，運動能力が飛躍的に向上していったわけだが，そのためには大地を駆け巡るための体幹および四つ足が発達しただけではなく，動くことで刻々と変化する外界を的確に捉えるために感覚器官が前方に集中し，さらに発達した脳を入れている頭部が大きくなった。そのため頭部と体幹とをつなぐ頸部，つまり首の部分がはっきりと分かれていったのである。魚類では頭部と体幹が一体となっており，両生類では

頸部がわずかに形成されている程度だったが，哺乳類では頸部と呼ばれる部分がはっきりとしてきたのである。

　今回の症例は頸椎の歪みなのだから，頸部に関してもう少し見ていこう。哺乳類の頸部で注目すべき点はどこだろうか。

研修医　頸部が前に出ているということですか？

指導医　まっすぐ前ではないだろう。魚類は頭も体幹と一体となっており，脊椎からほぼ一直線と言ってよいほど正面に目があるね。しかし哺乳類は，脳が発達して頭部は大きくなるけれども，頭部の中で脳の占める割合が大きくなる分，頭部を支える頸部の脊椎が，そのまままっすぐでは目が下方を向くことになり，逃げていく獲物を追いかけて大地を駆け巡ることができないだろう。獲物を追いかけて大地を駆け巡るためには，目や鼻や耳などの感覚器官がほぼ正面を向く必要があり，しかも獲物の動きに応じて自在に頭部を動かせなくてはならず，頭部を支える頸部の構造がしっかりとしたものとなる。

　つまり，脊椎の中でも首の部分である頸椎は，やや斜め上を向いて頭部を支える構造を持つことになる。そして重い頭部を重力に抗して支えるために，哺乳類では下位頸椎と上位胸椎の棘突起が大きくなり，その棘突起にしっかりとした筋肉が幾重にも付着しているのである。

研修医　確かに牛や馬の首は太いですよね。それは棘突起が大きくて，筋肉もしっかりついているということなのですね。人間が四つ足動物のように頸部を斜め前に出していたら，疲れるだろうな……。

指導医　君は今，頸椎症を理解するのにとても大切なことに気づきかけたのだが，それはもう少し後で取りあげよう。脊椎全体について言えば，哺乳類は主に椎骨が体を支持しながらも，

大地を縦横無尽に走れるように，椎骨を連結する椎間板や靭帯が，さらに柔軟性を帯びるようになったのだよ。

研修医　そう言えば，テレビ番組でライオンやチーターがシマウマなどの獲物を狙うところを見ましたが，獲物を狙う時に草むらに身を隠したり，猛烈なスピードで獲物を襲ったりする時，背骨が波打つようにしなやかに大きく動いていますね。

指導医　そういうことだよ。さらに哺乳類の骨について，もう少し分かっておいてもらいたいことがある。それは脊椎からつながってはいるが，脊椎とは別に内臓を守る骨についてだ。

研修医　内臓を守る骨と言えば，肋骨ですか？

指導医　そうだ。哺乳類は両生類と比較して，肋骨を含めて胸郭がしっかりとしてくるのだが，それはなぜか分かるだろうか。

研修医　はい……。両生類に比較して，哺乳類の運動は激しいですから，それだけ酸素を必要としますので，肺呼吸が十分にできなければなりません。肺による呼吸運動は，肺自体が運動するのではなく，肺を囲んでいる肋骨についている肋間筋の収縮や弛緩によって肋骨が動かされて，胸腔内圧が変化することによるものです。だから胸部に肋骨は必要です。

指導医　そうだ。胸部が肋骨や胸骨などの骨で覆われている理由は，まず君が言ったように，哺乳類が大地を駆け巡るような激しい運動ができるよう呼吸器官が発達するために，必須であったことが挙げられる。

　しかし，自らの筋肉で運動する心臓も胸部にあるのだから，肋骨の役割はもう一つ考えないといけない。つまり，心臓や肺は生命の維持に直結する呼吸と循環を担う臓器だから，それらをしっかり守るということも肋骨の重要な役目なのだ。

研修医　確かにそうですね。僕が説明した肋骨の役目は肺に関

わってのことだけでしたが，胸部には自らの筋肉で動く心臓もあるのですから，心臓と肺の両方が骨で覆われている意味を考えないといけなかったのですね。少しずつですが，どう考えていったらよいのかが見えてきたような気がします。

　最後に哺乳類の絵を描くのですよね。四つ足でしっかりと立って，頸部があって……。骨を描くのが難しいです……。
指導医　ポイントは，頭部を支えるために下位頸椎と上位胸椎の棘突起が大きくなり頸部を支えていることと，胸郭がしっかり形成されていることである（223ページ〔図16〕参照）。

　ここまでの会話を端的にまとめるならば，以下である。
　地球上において徐々に陸地と海が分かれ始めてきた頃，陸地と水中の両方で生きられるように両生類の体は変化していったのだが，運動器官に的を絞って述べれば，魚類のヒレが四つ足へと変化し，また脊椎も椎骨間の連結がより強固となって体を支えながらなおかつ動くために，椎間板の柔軟性が保てるように変化していったのである。
　さらに地球の大激動の時代になって，両生類から大地を駆け巡れるような運動形態を持つ哺乳類へと発展したのであるが，哺乳類において激しい運動ができるように代謝器官も発達し，それを支持し保護するために胸郭がしっかりと形成されてきた。
　それとともに，激しい運動形態が可能となるように四肢が強固なものになり，脳が発達するにつれて頭部は大きくなり，その頭部を，獲物を追いかけて大地を駆け巡れるよう支えかつ自在に動かせるために，頸部がはっきりと形成されてきたのである。つまり頸部について言えば，目や鼻や耳などの感覚器官で獲物を正面で捉えるために，頭部がやや斜め上に向けるよう，

さらに獲物の動きによって頭部を自在に動かせるように，頸部の脊椎の形態も筋肉も変化していったのである。

（3）脊椎を中心とした骨の発展
——サルからヒト，そして人間へ

研修医　哺乳類の次はサルですね。そのくらいは知っています。

指導医　そうか。では哺乳類からサルへの過程で，どのような運動をすることになっていき，その運動によって骨にどのような変化が起こったのかを考えてみよう。

研修医　えーっと。サルと言えば，樹上生活をするということですよね。

指導医　いきなり樹上生活とはいかないだろう。まずは木に登らざるをえなかったということだ。つまり，哺乳類の中でも激変する地球上を，疾走する実力ではなく木に登る実力を培うことによって生きのびることができた哺乳類が，サルへと発展し，樹上生活を行うようになっていったのである。だから，せめて四つ足の哺乳類が，小さな木に登ることくらいを想像しなければならないのだが……。君は木に登ったことがあるのかな。

研修医　僕は都会で育ったので，ありません。

指導医　そうか。それは残念だ。ではせめて，小学校の時の「登り棒」に登った時のことを想像してみるとよいかもしれない。

研修医　僕は小学校の時の「登り棒」が，苦手で大嫌いでした。嫌なことを思い出させないでください。

指導医　まあまあ。ここでは「木に登る」ということを想像してみなければ分からないのだから。

研修医　分かりました。

指導医　哺乳類がサルになっていく過程で，次第に木に登れる

ようになっていったことで，それまでの哺乳類は地面に対して
脊椎が横方向だったのに対して，サルの体は地面に対して縦方
向の姿勢をとれるように変化していったのである。

　木に登るということは，縦方向に重力がかかる体を，四つ足
で木を掴んで支え，かつ四つ足をそれぞれ動かして，その重い
体を引き上げなければならない。それがどれほど大変かは，登
り棒が苦手だった君にはよく分かるだろう。

　それができるようになるために，サルの体は体を支えて登れ
るような構造へと変化していった。つまり肩関節や股関節は可
動域がより広くなっていって，木にしがみつけるような構造に
なっていったのだが，それだけではない。四つ足の哺乳類には
ほとんどないけれども，サルにはしっかりと形成されてきた骨
があるのだが，君は知っているだろうか。

研修医　うーん，知りません……。

指導医　それは鎖骨である。木に登るためには腕や胸部を横に
しっかりと開いて木にしがみつき，自分の体重を支えながら，
なおかつ前足を上にあげていかなければならないだろう。つま
り木にしっかりとしがみつけるように，腕や胸部を横に支持す
る骨として鎖骨が形成されたのである。

研修医　確かに四つ足の哺乳類は，足を横方向に広げる必要は
あまりないですが，木を掴んで登るためには手足を横に広げる
ことができなければならないですね。

指導医　そういうことだね。肩関節や股関節の横方向への開き
は，人間の赤ん坊の運動器官の発達においても重要なことであ
り，乳幼児の4か月健診で股関節がちゃんと横に開くかどうか
を確認する必要があるのだよ。赤ん坊の股関節が横にきちんと
開くことができなければ，立とうとしても重心がうまくとれず，

しっかりと立って歩き，人間としてのいろいろな動きができるようにはならないからである。

　さらにそれだけではない。現在のサルを見ると，後ろ足の親指はまるで手の親指のように他の指から離れて長くしっかりとしている。四つ足の哺乳類に比べると手のような足であり，後ろ足の指と足の裏でしっかりと支えて登ることができる構造になっていることが分かる（〔図15〕参照）。

研修医　本当ですね。サルの後ろ足の親指が，手の親指のように他の指から離れているなんて知りませんでした。確かに足の親指が手の親指のようだったら，木をしっかり掴めますね。僕が「登り棒」が苦手だったのは，足で棒をしっかりと掴めなかったからかもしれませんね。股関節も硬かったのかな。

指導医　嫌な思い出と言いながら，きちんと振り返っているのがよいね。さて木に登ることで体が縦方向になり，四つ足が手でもあり足でもあるような複雑な運動ができるように，神経が働かされるようになっていくだけでも，神経のいわば元締めで

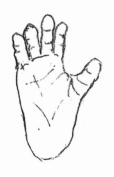

〔図15　サルの後ろ足の指〕

ある脳が大きく変化していったことが推測できるが，その過程について説くにはあまりに時間が足りないから，別の機会に取りあげることにしよう。

　ここで脊椎に的を絞って説けば，木に登る時には，縦方向で体を支えつつ柔軟に体の曲げ伸ばしができなければならず，脊椎はそのような運動を支えるような構造になっていく。体が縦方向になることで，脊椎にどのような変化が生じるだろうか。

研修医　体が縦方向になると，自分の頭部方向の重みが，尾側の方にかかってくると思います。

指導医　その通りだよ。具体的に言えば，四つ足の哺乳類では，頸椎と腰椎の大きさはあまり変わらないが，サルの場合には，自分の体を下部で支える必要があることから，頸椎よりも下部である腰椎の方が少し大きくなっていったと考えられる。現在のニホンザルの椎骨を見てみると，頸椎よりも腰椎の方が少し大きいのだよ。

　また，柔軟に体の曲げ伸ばしができるためには，椎間板の柔軟性も保持したと考えられる。サルが木に登るのは，大地を疾走するような哺乳類よりもおとなしい動きのように見えるかもしれないが，四つ足を二つ足・二つ手として使ったり，四つ手として使ったりと，複雑な運動をしなければ木に登れないのだから，脊椎の動き一つをとってみても柔軟性が必要となってくるのである。

研修医　確かに。登り棒に登る時を思い出すと，上体を大きく上下に動かすことができないと登れませんでした。

指導医　そういうことだね。では哺乳類でも見たように，頸部について少し見ていこう。体が縦方向になった分，頸部にどのような変化が生じただろうか。

研修医　体が縦方向になった分，頭部は頸部だけでなく体幹も含めて支えられるようになったということですよね。頸部だけで支える必要がなくなっていくと，頸部は……。

指導医　そうだ。頸部だけで支える必要がなくなっていく分，哺乳類の時には，頭部を支えるために発達していた，下位頸椎や上位胸椎の棘突起がサルでは小さくなっていったのである。

　さらに，サルでは頸部だけで重い頭部を支える必要がなくなった分，頸部は頭部をいろいろな方向に自在に向かせることができるようになっていき，その運動を担えるような筋肉が輻輳的に形成されていったと考えられる。

研修医　木に登れるような構造として，サルの体が四つ足の哺乳類から大きく変化したことがよく分かりました。

　ではまとめとして，木に登っているサルを描こうと思うのですが，なんとも難しくて絵が描けません……。

指導医　確かに難しくなってきたね。絵を描くのが難しいと感じるほど，複雑な動きということかもしれないね。ポイントは，木に登ることによってサルの体は縦方向になっていったのだから，頸部は四つ足の哺乳類ほど斜めになる必要はなくなり，頸部だけで重い頭部を支えることもなくなったので，発達していた下位頸椎や上位胸椎の棘突起は少し小さくなり，脊椎の椎体は下部ほど少し大きくなっていることである。鎖骨を描くのは横向きだと難しいが，手足でしっかりと木を掴んでいることもポイントだろう（223ページ〔図16〕参照）。

　そして，いよいよ人間である。サルが木から下り，大地で生活するようになってヒトから人間へとなっていった。この「サルはなぜ木から下りたのか」「下りざるをえなかったのか」「下りてどのようにして生きていけるようになったのか」など，本

当はサルからヒトへの過程を「生命の歴史」の大問題として解明しなければならない。

　しかし，これは大変難しいのでとりあえず置いておいて，いきなり結論にいくが，ヒトは生きていくために，木の枝を掴んで実をもぎ取り，手で石や木切れなどを持って餌を取るなど，手を使うようになっていったことで，二本足で立つようになり，徐々に二足歩行ができるようになっていったのである。

研修医　ヒトが二本足で立つようになっていくと，骨にどのような変化が生じるようになったのかを考えていくのですね。体が地球に対して縦方向ということでは，サルもヒトもあまり違わないようにも思えるのですが……。

指導医　考え方は分かってきたようだが……。単に縦方向というだけでなく，二本足で立ち，さらに歩くようになったことで，ヒトは体が地面に対して垂直方向になるだけでなく，地面に対して垂直になった体を二本の足で支えなければならなくなったのである。二本足で重い体を支えられるために大きく変化していったことの一つとして，サルまでの動物は踵の骨が小さいのに対して，ヒトになって踵の骨がしっかりと形成されていったことが挙げられる。

研修医　踵ですか……。今まで踵について考えたことなんてなかったです。でも確かに，踵でしっかりと立たないと重心が保てず，フラフラしてしまいますね。小学校の朝礼の時に，よく「気をつけ！　踵をしっかりとつけて，背筋を伸ばして！」と先生に言われたような気がしますが，あれは人間として立てるための教育だったということでしょうか。

指導医　そうだよ。よく憶えているね。人間として「立つ」ということの訓練の最初は，寝ていることしかできない赤ん坊が，

生後約1年をかけて段階的に教育されることなのだが，その後も，子どもは骨も筋肉もどんどん成長し，生活も個性的で多様になっていくから，その都度人間としてしっかり「立つ」「歩く」の教育がなされなければ，人間として見事に「立つ」「歩く」ができないということにもなりかねないのだよ。さて，今君が「背筋を伸ばす」と言ったけれども，二本足で立つようになっていくと，脊椎にどのような変化が生じていったのだろうか。

研修医　地面に対して垂直に立つようになると，重い頭部が脊椎にのしかかってきますね。

指導医　その通りだよ。脊椎には体重の約10%と言われる頭部の重さがまともにのしかかってくる上に，積み重なる椎骨自体の重みも，尾側の椎骨ほどに積み重なってのしかかってくることになった。

研修医　そのような重みがのしかかってしまうとどうなるか，を考えるのですね。そのような重みがそのままのしかかってしまうと，下の方の椎体間の関節ほど重みがかかって動きが悪くなってしまいますね。あるいは，上からの重みを受けながらも動かすことになると，下部の関節ほど動かす度に負担がかかってしまいますね。

指導医　そうだよ。だから，そうならないように，人間の脊椎にはどのような変化が起きたのだろうか。

研修医　そうだ！　人間の脊椎にS字状のカーブが形成されるようになったということですね。

指導医　その通りだ。人間の脊椎は下部になるほどに大きくなり，さらに骨梁が発達するなどという椎骨一つ一つの形態的な変化のみならず，全体として横から見るとS字状のカーブを形成することによって，脊椎の下部ほどにかかる重みを分散さ

せて，動き易くするような構造になったのである。

研修医　そうか。確か，人間の椎骨が四肢の骨と異なって，縦横に走る骨梁が非常に発達していると習ったように思いますが，人間が直立二足歩行という運動形態をとることによって，一つ一つの椎骨も，人間が体を支えつつ動けるように変化してきたということなのでしょうか。

指導医　そうだよ。よくつながったね。椎間板はどうかな。

研修医　椎間板は腰椎のところが最も厚くなっていると思います。椎間板自体も，脊椎下部ほどにかかる重みを受け止めつつ動けるような構造になっているのですね。脊椎下部レベルの椎間板ほど重みがかかるから，椎間板ヘルニアも下部腰椎レベルが多いのですね。

指導医　そう言えるだろうね。しかもこの脊椎のＳ字状カーブは，椎骨一つ一つの形状の変化だけでなく，脊柱起立筋と言われる脊椎を支える筋肉や椎間板を含む関節の形状によって形成され，維持されているのだよ。これは，運動器官が骨，筋肉，関節が一体となって誕生したことを考えても当然のことであり，運動のあり方が変化することによって骨格が変化するということは，単に骨のみが変化するのではなく，骨と一体となって筋肉や関節もまた変化していくということなのだ。

　人間の脊椎は，赤ん坊の時にこのようなＳ字状カーブをつくっているわけではなく，赤ん坊が二足で歩けるようになり，様々な運動をしていくことによって，Ｓ字状になっていくのだよ。だから先程も言ったように，常々人間としての「立つ」「歩く」の訓練をしなければ，このＳ字状カーブも形成できず，人間として歪んでしまいかねないのである。

研修医　なるほど，今まで人間の脊椎がＳ字状カーブを描い

ているということは知識として知っていましたが，人間として
の体をつくり維持するために，育児や学校教育がとても重要だ
ということが分かってきました。

　最後に人間の絵ですね。人間の脊椎のＳ字状カーブの絵は
教科書などの図でもよく見ますが，自分で描くとなると……。

指導医　脊椎のＳ字状カーブとともに，踵の骨も分かるよう
に描いておこう（223ページ〔図16〕参照）。これまで魚類以降
の生命体の骨を中心に比較して見てきたが，それらの共通性と
してどのようなことが言えるのかが分かってきただろうか。

研修医　共通性ですか……。難しいです……。

指導医　今までの考え方の筋道を見れば，その生命体の運動形
態をまずは見ていき，そのことによって骨がどのように変化し
ていったのかを見てきただろう。

研修医　そうか！　運動形態によって骨はつくられるというこ
とですね。

指導医　端的に言えば，そういうことである。運動形態によっ
て生命体の骨はつくられるということをしっかりと分かること
がまずは大事なのである。

研修医　単に習った知識を思い出すのではなく，筋を通して考
えるということが少しずつ見えてきて，面白くなってきました。

　これまでの会話をまとめると，以下である。哺乳類は地球に
対していわば横方向の運動であったが，サルが木に登ることに
よって縦方向の運動に変化していった。そのことによりサルは，
脊椎が縦方向にかかる体の重みを支えられるように変化すると
ともに，手足で木をしっかりと掴んで登れるように，四つの足
がそれぞれ手のようにも足のようにも使えるように変化して

いったのである。

　そして，木から大地に下りたヒトはやがて手を使うことによって，二本足で立ち二本足で歩くようになっていったが，縦方向に体を支えると言ってもサルと異なって二本足で支えられるようになるために，踵の骨がしっかりと形成されてきたのであり，また脊椎にＳ字状カーブが形成されて，力をうまく分散させながら支えられるように変化していったのである。

　頸部について言えば，頸部だけで頭部を支えなくて済むようになった分，頸部は頭部をいろいろな方向に自在に動かせるように，脊椎の構造や付着する筋肉が変化していったのである。

　　（4）人間の認識の特殊性による運動器官の変化の構造とは

指導医　ここまで，人間の脊椎がなぜＳ字状カーブを持つものとして形成されたのかを見てきたが，運動器官を持つ生命体を見ていった過程で，その共通性として「運動形態によって骨はつくられる」ということが見えてきたのだったね。

　これは骨に的を絞って述べたのであるが，もっと一般的には「運動器官の実体は，その機能（はたらき）である運動形態によって変化していく」と言ってよいだろう。

　それをふまえて，人間の運動形態を見ていくわけであるが，人間の運動形態を見ていくにあたり，何よりも分かっておかなければならないことがある。それは，人間の運動のあり方の特殊性なのだよ。分かり易く言えば，他の動物と異なる人間だけの運動のあり方なのだが……。

研修医　他の動物とは異なる……，そう言ったら，認識……でしょうか？

指導医　そうだよ。君の言う通り，人間の場合は他の動物とは

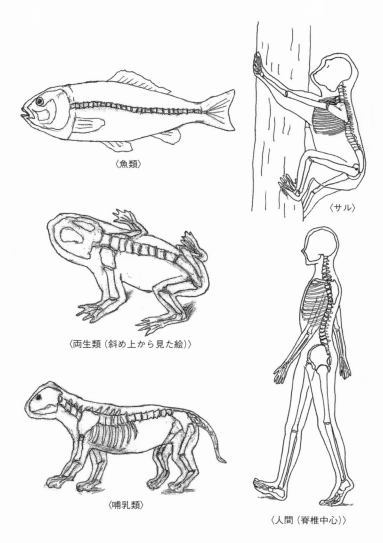

〈魚類〉

〈両生類（斜め上から見た絵）〉

〈哺乳類〉

〈サル〉

〈人間（脊椎中心）〉

〔図16　魚類・両生類・哺乳類・サル・人間の脊椎を中心とした絵〕

異なり，認識によって体を動かしている。では，このことが運動器官の変化にどういう影響を与えているのだろうか？

研修医　すみません，先生。ちょっと待ってください。今僕は，人間と他の動物の違いを何となく認識と言ってしまったのですが，そもそも人間以外の動物は，何によって運動していると言えるのですか？

指導医　そうだったね。そこをまずは説明しないといけないね。一言で言えば，サルまでの動物は本能の統括によって運動するということだよ。

研修医　本能の統括によって運動するとは，どういうことでしょうか。

指導医　本当は本能とは何かということを，生命の歴史をふまえて見ていかなければならないのだけれども，今回は必要な限りで易しく説明しよう。簡単に言えば，サルならサルとして，生まれた時から本能によって決められた，サルとしての決まりきった運動しかしないということだよ。

　つまり，サルとしての本能によって決められたものだからこそ，本能によってサルが生きていくために必要十分な，過不足のない，バランスのとれた運動をしていると言える。

研修医　確かに，サルは木に登ったり下りたり，樹の上で生活したりという運動はしますが，決して草原を駆け巡ったり，水の中を泳いだりしませんね。

指導医　そうだね。ところが，人間の場合はどうだろうか？人間は本能による統括に加えて，認識によって統括される面が大きくなるのであり，その人間の認識は生まれた時から個人個人によってそれぞれつくられていくものだ。だから，その人なりのいわば個性的につくられた認識によって統括されると言っ

てよいのだよ。運動に関わって言えば，人間はその人なりの認識によって，その人なりに自分の体を動かすということだ。そうすると，その人の運動器官はその人なりの認識によってその人なりの運動形態をとり，その運動形態によって運動器官の実体も変化していくということになる。

研修医 あのー，馬鹿げた質問かもしれませんが，先程見てきた「生命の歴史」では，運動形態が異なっていくことで，魚類から両生類へ発展し，両生類から哺乳類へ発展しましたが，人間がその人なりの運動形態をとったからといって，新たな生命体になるわけではないですよね。

指導医 そうだね。馬鹿げた質問どころか，よい質問だよ。ここは詳しく丁寧に説かなければならないのだけれども，それは別の機会にして，君に分かるように説いておこう。

太陽系の惑星としての地球に誕生した生命体は，地球の激変に伴って自らの実体が大きく変化していき，別なレベルの生命体に変化していったのである。先程まで，その過程における運動器官に的を絞って，運動器官の実体はその機能である運動形態によって変化していくことを見てきたね。

研修医 そうでした。海を泳ぐという運動形態をとっていた魚類が，地球の激変により海になったり陸地になったりという泥地のようなところを，それでも何とかして動かなければならず，徐々に足が形成されてきたのでしたよね。

指導医 君に分かり易く言えばそういうことなのだが，ここで問題になるのは，その頃の地球はまだ激動の時代であり，生命体も可塑性に富んでいたからこそ，別の生命体のレベルへと発展できたということだよ。ところが，サルから人間になった頃の地球は，激動の時代を過ぎて落ち着いてきた時期だったのだ。

だから，地球が激動期を過ぎてからは，新たな発展段階と言える生命体はもう誕生しないのだよ。

研修医　地球の歴史も一様ではないのですね。考えたこともありませんでした。

指導医　いつか詳しく説明する機会を持ちたいね。生命の発展の歴史において「運動器官の実体はその機能である運動形態によって変化していく」ということは，新たな生命体の誕生の過程として説いたものだからね。

　それに対して，人間がその人の認識によって運動のあり方が異なってくるから，運動器官の実体をも変化させてしまうことがあるというのは，あくまでも人間としての運動器官の実力の範囲内のことなのだよ。つまり，人間がその人なりの認識によってその人なりの運動をすると言っても，人間に可能なレベルの運動があるのは君も分かるだろう。

研修医　そうですね。例えば100メートル走でオリンピック選手がいくら速く走れると言っても，人間としての限界はありますね。

指導医　それは人間としての遺伝子に規定されているから，その人なりの運動形態をとるといっても，人間の遺伝子の可能な範囲内でしかないということだ。運動形態に人間としての限界があるということは，もちろん実体の変化にも限界がある。いくら骨が丈夫な人がいても，限度があるだろう。

　このように，人間がとる運動形態は人間の遺伝子の可能な範囲内ではあるが，その人なりの認識によってその人なりの運動形態をとるということを分かることが大切なのだよ。

　人間は本能で統括されている他の動物と異なって，その人なりの認識によって運動形態を発展させることによって，いろい

ろなものをつくり，文化を築いてきた。しかしその一方で，その人なりの運動形態をとるため，運動器官の生理構造に歪みを生じさせてしまうことがあるのだね。例えば，人間は体を部分的に酷使したり，あるいは使わずに衰えさせたりすることがある。君は体を部分的に酷使したりする例を挙げられるかな。

研修医　はい。実は僕は高校時代，野球部のピッチャーだったのですが，野球肩になりかけたことがあったんです。スピードのある球を投げたくて，全力投球の練習ばかりして右肩を痛めてしまって……。これは，右肩という部分ばかりを酷使してしまったということですね。

指導医　そうだね。運動選手の故障などは，部分的に酷使してしまったことが原因のことが多いだろうね。一方，使わずに衰えさせてしまう例としては，椅子に座って事務仕事や勉強ばかりしていると，足腰が弱くなったと実感したことがある人は多いのではないだろうか。

研修医　そうですね。僕も医学部受験の前は，足腰が弱くなったのを実感しました。

　ここでは，生命の歴史をふまえて，サルまでの動物は本能の統括によって運動するのに対して，人間の運動は認識によって統括される面が大きくなることを説いた。その人間の認識とは，生まれた時からその人なりにつくられていくものであるだけに，人間はその人なりの認識によるその人なりの運動形態をとっていくことになる。そこにこそ運動器官が歪む原因があると言えるのである。

第6節　人間の頸部の正常な生理構造とその歪み

（1）人間の頸部の運動の一般的な構造

　前節で説いてきたように，人間の運動のあり方は認識によって統括されているだけに，運動器官の歪みも個人個人によって異なるものである。それが人間の病気の一般性なのであるが，それでもある程度は人間の運動形態の共通性によって，歪んだ状態にも共通性が見てとれるのである。

　例えば，常に腰を曲げるような体勢で仕事をしている人には腰痛をきたす人が多かったり，パソコン作業を長時間行う人に肩凝りが多かったりするなど，である。

　そこで患者Rの頸椎症の構造に入る前に，頸椎の正常な生理構造をふまえて，その歪んだ状態（病態）を一般的に見ておこう。生理構造の歪みを一般的に捉えていくことは，患者Rに対してだけでなく，研修医の皆さんが様々な患者に対して診ていく時の指針になると思われるからである。

　指導医と研修医の間で次のようなやり取りがあった。

指導医　では，人間の頸部の運動について一般的に見ておこう。筋肉については，最初に君が少し説明してくれたね。
研修医　はい。頸椎には多くの筋群が付着していますが，これらの多くの筋群と7つの頸椎とが複雑に関与し合って，一つ一つの椎骨が動きながらも，椎間板や椎間関節を介して頸椎が一体として動くことで，頸部の屈曲，伸展，回旋，側屈といった動きを可能にしています。
指導医　そうだね。ここは図がないと分かりにくいと思い，私

が描いてきた〔図17〕（次ページ）を見ながら説明しよう。

　〔図17-a〕は左側面から見た正常な頸椎を表し，〔図17-b〕は頸部を前方に曲げる（屈曲）動作の頸椎と筋肉を示している。本来頸部の屈曲には〔図17-b〕のように，主に胸鎖乳突筋と前頸筋群が働き，他にも舌骨筋群や斜角筋群なども関わっているが，それらの筋肉のすべてを絵に表しきれないので，ここでは胸鎖乳突筋を代表として示している。この絵を見て，胸鎖乳突筋などの筋群が収縮することにより，それぞれの椎骨が筋肉の収縮に応じて，椎間板や椎間関節などを介して一体となって動くことで頸部が屈曲できることが分かるだろう。

　一方，〔図17-c〕のように頸部が伸展する場合はどうだろう。

研修医　ここに描かれている頭板状筋や頸板状筋などの力で後方に引っ張られ，それぞれの椎骨が筋肉の収縮に応じて，椎間板や椎間関節などを介して一体となって動くことで，頸部が伸展できるということですね。

指導医　そうだね。頸椎が関わる運動は，頸部の屈曲や伸展の他にもいろいろあり，例えば，〔図17-d〕は腕を横に上げる場合を描いている。この運動は，肩甲挙筋や小菱形筋などが頸椎の横突起や棘突起と肩甲骨に付着しているからこそ可能なのだ。

研修医　絵で表してもらうと，頸部の筋肉が頸椎を動かす様子が分かりますね。頸椎症は頸椎の関節部分の問題だからと言って，関節だけを見ていたらダメだということですね。

　この絵で頸椎の動きを見ると，椎骨は骨なのでそう簡単に変形しないから，頸椎の動きに合わせて変化する椎間板に負担がかかりそうだと思いますし，〔図17-d〕を見ると，腕を横に上げる時にもかなり頸椎に負荷がかかっているなと思います。

指導医　そうだね。人間は他の動物と比べて頸部のいろいろな

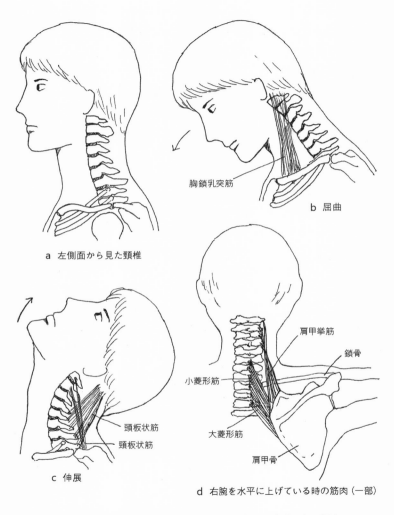

a 左側面から見た頸椎

b 屈曲

胸鎖乳突筋

c 伸展

頭板状筋
頸板状筋

d 右腕を水平に上げている時の筋肉（一部）

肩甲挙筋
鎖骨
小菱形筋
大菱形筋
肩甲骨

〔図 17　頸や肩の動きに伴う頸椎と筋肉の変化（正常）〕

動きができるだけに，その人なりの生活の中での頸部の運動形態に偏りや歪みがあれば，負荷がかかる椎間板の歪みとなって現れ易いことが分かるだろう。

(2) 椎間板の正常な生理構造とその歪みの構造

指導医　では次に，椎間板について見ていこう。君が指摘したように，付着する筋肉の収縮や弛緩によって頸椎が動く時に重要なものが椎間板なのだよ。前節において，生命体の発展の説明の中で，椎間板については一般的に説いたね。

研修医　はい。椎間板は椎骨とともに重い頭を支えつつ，それぞれの椎骨の動きを支えています。椎間板には動きに伴う衝撃が大きくかかるからこそ，その衝撃を減衰させる，いわばショックアブソーバーが備わっているということでしたね。

　椎間板の内部は終板，線維輪，髄核から成っていますが，これらの構成成分も人間が成長発達し，衰えていく過程で少しずつ変化してくるということですね。加齢とともに水分の含有量や内圧が減少してきますが，クッションの喩えで言うと，中綿が劣化してへたってくるというイメージでしょうか。

指導医　そうだね。しかも水分の含有量や内圧だけでなく，軟骨細胞の軟骨基質をつくり変える実力も低下していく。コラーゲン線維は束状になり太くなるというが，これはコラーゲン線維による網目が粗くて硬くなるイメージを描くとよいだろう。水分を保持するためのプロテオグリカンは不完全な形をとるなど，いわゆる質が落ちてくるのだ。

研修医　加齢に伴って水分量だけでなく，椎間板を構成するそれぞれにおいて変化していくのですね。これは大変ですね。

指導医　そうなのだ。しかし，実は椎間板を含め，軟骨が加齢

に伴って変性していく理由はまだあるのだよ。君に質問なのだが，軟骨細胞自体の代謝や軟骨基質の成分を合成するのに必要な物質はどこからくるのだろうか。栄養の供給のされ方について，軟骨と骨では大きな違いがあるが，君は知っているかな。

研修医　はい。骨には血管が通っており，その血管を通して栄養が運ばれますが，軟骨には血管が通っていません。軟骨は姿勢や動きによって内圧が変化する時に，水分の放出や吸収が繰り返されると，大学の整形外科の授業で習ったような……。

指導医　そうだね。脊椎の関節部分を構成する椎間板などにも，関節の一般性が貫かれている。つまり，椎間板にも血管が通っていないから，椎体内の血管を通して終板自体はもちろんのこと，終板を介して線維輪や髄核に必要な物質が拡散する。

　では，このような椎間板の栄養の供給のされ方から，どういうことが言えるだろうか。

研修医　えーっと，関節には血管がないから栄養に乏しいため，怪我をしたり病気になってしまったりしたら，治りにくいのではなかったでしょうか……。

指導医　そうだね。脊椎に限らず，関節部分の軟骨は周囲からの組織液で栄養されている。つまり軟骨自体には血流がないから，代謝のために必要な物質が乏しく，筋肉や骨などと比較しても代謝がゆっくりとなっている。だからこそ阻血状態に強いのだけれども，一旦傷つくと，血流が豊富な筋肉や粘膜などの組織に比べて回復が遅くなってしまう。

研修医　でも先生，なぜ関節の軟骨には血管がないのでしょうか？　ごく近くにある骨は血流が豊富なのに……。

指導医　よい質問だね。それは，そもそも関節とは何かということに関わる問題だね。前に説いたように，関節とは骨と骨と

をつなぎ，筋肉により生み出された力によって動く部位だね。筋肉により生み出された力で体を有効に動かすためには，関節は滑らかに動かなければならない。例えば，ドアの蝶番が新しくて滑らかに動くなら，軽い力でドアを開けることができるだろう。ところが，蝶番が古くなって，蝶番の隙間にホコリがたまったり錆びついたりしたらどうなるだろうか。

研修医　そうですね。ドアを開ける時にギシギシ軋んで嫌な音を立てるし，動きが悪くなっているからより強い力を使わないと開けられなくなりますね。

指導医　そうだね。ドアの蝶番の喩えのように，筋肉が生み出す力で自らの体を有効に動かせるように，関節は軟骨や関節液などによって摩擦が極めて少ない状態に保たれている。だから，正常な関節では何度使っても速やかに動き，痛みもない。ところが，炎症や損傷などによって関節の滑らかさが失われると，関節の動きが悪くなるばかりでなく，痛みも生じてしまう。

　さらに，関節の栄養のされ方に関して重要なことがある。まず一般的に言えば，代謝を活発に行うためには血管が通っていた方が，必要な物質が速やかに供給され不必要な物質も排出することができる。しかし，関節に血管が通っていたとするとどうなるだろうか。

研修医　うーん，動くことによって血管が損傷し，出血してしまうと思いますが……。

指導医　そうなのだよ。血管が損傷したら大変である。つまり関節が滑らかに動き，かつ関節に必要な栄養を取り入れるしくみとして，生命体に血管が形成される以前の，周囲の組織液の拡散によって栄養が保たれるしくみが維持されたと言える。

　関節のこのような構造は人間だけでなく，魚類以降の生命体

に共通して言えることなのだよ。

　このように血流がない部位は，他には角膜がある。角膜は透明性が保たれないと視覚器官としての役目が果たせない。だから角膜には血管が入ってきておらず，涙などを通して栄養され，周囲の空気を直接取り入れて呼吸を行っている。関節や角膜に血管が通っていないのも，機能に応じて実体が変化してきたということであるし，そういう実体として形成されてきたから，実体に見合って機能が無理なくできるということなんだよ。

研修医　なるほど……。椎間板も関節の一つですから，椎間板に血管が通っていないことは，脊椎がしなやかに動くために必要なことであり，周囲からの組織液によって代謝が維持できるわけですが，一旦傷つくと，修復に時間がかかってしまうデメリットがあるのですね。

指導医　そういうことだ。先程説いたように，加齢に伴って椎間板の中の水分の含有量が低下し，軟骨基質のつくり変えも遅くなるとともに，日常生活における過荷重や小さな外傷が積み重なって，軟骨が徐々に変性していってしまうということだね。

　例えば〔図17-c〕（230ページ）のように頸部が伸展した場合，椎間板は後部が押されて縮む。しかし，伸展が一時的なもので，すぐに〔図17-a〕のような正常な頸椎の位置関係に戻れば，縮んでいた後部の椎間板は元に戻る。

　頸部を様々な方向へ動かせば椎間板は様々な方向に縮むが，椎間板が元に戻って膨らむ時には必要な栄養素を含む組織液を十分に取り込むことができる。だから，椎間板に長期にわたって一定の負荷がかかることを繰り返したり，非常に強い負荷がかかって極端に頸部が屈曲したり伸展したりすることがなければ，椎間板がすぐに歪むということはないのだよ。

指導医　では，生活の中で何らかの理由で椎間板に長期的に負荷（荷重）がかかってしまったら，椎間板はどうなっていくだろうか。クッションの喩えで考えてみればよいのだよ。

研修医　ぺちゃんこになったクッションは元に戻ろうとする力が弱くなりますね。椎間板が元に戻ろうとする力が弱くなると……。そうか！　元に戻ろうとする力が弱いから，周囲からの組織液を椎間板内に取り込む力も弱くなります。

　そうすると，代謝も悪くなって椎間板の構成成分のつくり変えも低下しますね。しかも40代頃になると，加齢に伴って椎間板の水分量が少なくなり，椎間板の構成成分のつくり変えも低下してくるのでしたね。

指導医　さらに，そこに軽度でも繰り返し衝撃が加わったりすれば，椎間板が損傷していくだろうね。

研修医　そうか。軟骨には血流がないために一旦傷つくと回復が遅い。だから，軟骨である椎間板は損傷に対する回復力が弱いために，1回1回の損傷はそれほど大きくなくても，損傷が加わる度に回復しきれず，椎間板の再生が低下してしまったということですね。

指導医　さらに，徐々に椎間板が狭くなり弾力性を失い，頸部への衝撃を吸収することができなくなると，椎間板の上下で椎骨を支えている終板はどうなる？

研修医　終板は頸部を動かす度に起こる衝撃を，直接受けることになります。

指導医　そうだね。回復力が乏しい軟骨は，衝撃に耐えられなくなった部分から摩耗し，破壊されていく。それでも何とかして頸椎を支えなければならないから，そのために何かで補う必要がある。それはどうやって補うと思う？

研修医　その部分が駄目なら，その近くの部分で支えるしかないと思いますが……。そうか！　頸椎を支えるために，破壊された軟骨の近くで，荷重がまだあまりかかっていない部分の軟骨が増殖していくのですね。

指導医　そうだよ。増殖した軟骨が骨化しながら増大し，頸椎を支えようとするのだね。

研修医　正常な再生ではないから，椎骨の外縁に突き出るような形になって支えるしかないのですね。

指導医　それが，いわば骨から出た棘のような形に見えるから，骨棘と呼ばれるのだね。このように，椎間板の変性や骨棘の形成は，長い時間をかけて少しずつ生じていくものである。

　しかも椎間板には血管や神経が走行していないため，負傷などによって周囲の骨や神経とともに損傷することがなければ痛みを感じることがなく，本人もその変化に気づきにくい。だから，椎間板に負荷をかけるような運動形態をとり続けてしまい，さらに変性を進行させてしまうのだ。

　高齢者の脊椎を見ると，骨棘ができるところは人間の姿勢として負荷がかかり易い頸椎や腰椎に多いという共通性はあるが，その中でどの部位に骨棘ができるかということは人それぞれであり，その人の運動形態によって決まってくるということだね。

第7節　症例患者における
頸椎症への歪みの過程を捉える

（1）患者の正常な生理構造が歪んでいく過程の事実

　前節では，頸部の正常な生理構造が頸椎症になっていく過程を一般的に見てきたが，次に，それをふまえて患者Rの具体

で見ていくことになる。そのためには，患者Rの運動のあり方がどのようなものだったのかを見ていかなければならない。

そこで研修医が患者Rに，Rの若い頃から現在までどのような運動をしてきたのかの事実を問診して，まとめてきた内容は次のようである。

〔**小学1年生〜**〕少年サッカーチームに所属し，週1回活動。サッカーが盛んな地域であり，同級生は皆，サッカーチームに所属していた。ドリブルやパスなどの練習やミニゲームなどをしていたが，自分よりも上手なチームメイトが多くいたため，レギュラーに選ばれることはなかった。〔**中学生**〕サッカーは向いていないと思い，陸上部に所属して週5日練習していた。短距離選手であり，走り込みや陸上の基礎練習をしていた。部活動が盛んな学校ではなく，きちんとした指導者もおらず，しっかりした練習ができてはいなかった。〔**高校生**〕中学の陸上部での練習が楽しかったことから，引き続き陸上部に所属し，短距離走をしていた。しかしこの高校の陸上部は全国大会に出場するような強豪校であり，休日も練習があり厳しかった。2年時に膝を高く上げて走る練習などのし過ぎで左膝を故障して，数か月走れない時期もあった。数回，腰痛にもなった。一生懸命練習していたにもかかわらず，予選通過したことがなくつらかった。〔**大学生**〕4年間学生寮に入っていた。運動部には所属しなかった。球技も向いておらず，トラック競技も高校生で自分の限界を感じていたので，筋肉トレーニングならば運動神経が必要なくできると思い，個人的にランニ

ングや筋肉トレーニングを行った。具体的にはマシンなども使ってトレーニングをしたり，懸垂を1日のべ100回，連続で21回以上行ったりして鍛えていた。

　筋肉トレーニングはやればやるほど筋肉がついて体型が変化し，効果を実感することができたので，自分には向いていると思い熱心に行った。

　〔23歳〕大学の友人に誘われて，空手を始めた。筋肉トレーニングで作り上げた筋肉が生かせるように思った。自分のペースで練習することができ，強くなるということにも興味があったことから楽しくなり，週3回の練習に加え，個人指導を週2〜3回受け，自主練習も行っていた。自主練習では以前からの筋肉トレーニングを継続し，懸垂やV字腹筋，腰の上下（スクワット）などを行っていた。〔24歳〕空手を始めて1年半後に初段に合格した。その後，居合を練習し始めた。〔25歳〕大手ホームセンターの職員として勤務開始。短い休憩時間にも倉庫で積み上げられた段ボールを利用して足上げや廻し蹴りを行ったりした。居合初段に合格。空手の練習時に，上半身が前傾姿勢であることを指導者からよく注意されていたが，自分では相手に攻撃する気持ちが出ているからだと思っており，上半身の前傾姿勢を改善する気は起こらず，そのままだった。

　〔30歳〕仕事上では少しずつ責任ある立場になり，多忙になった。その頃から気管支の不調を自覚するようになった。その後，気管支喘息と診断されるに至り，空手などの運動ができなくなった。〔31歳〕喘息の病状が悪化し，入院加療のため，3週間ほど休職した。〔32歳〜

33歳〕毎年喘息で1週間程度入院した。この頃から，喘息の改善を目的として水泳を開始。40歳頃まで週2〜3回程度通い，クロールやバタフライを泳いでいた。バタフライは特に熱心に取り組み，水泳のマスターズ大会（30代クラス）に出場するほどになった。腰の上下などは時折，200〜300回行っていた。空手は週1回程度であり，居合の練習もあまり行わなかったが，30代後半に居合弐段を取得することができた。次第に喘息症状が改善してきて，クロスバイクの自転車で片道30分の通勤をするようになっていた。

〔**40歳頃**〕空手よりも棒術の練習が中心になっていった。棒術の練習でも上半身が前傾であることをよく注意された。この年の後半には転居や結婚をしたことから，水泳に通うことができなくなった。〔**47歳夏頃**〕壁蹴り練習時に左膝を痛めた。その後，しゃがみながら捻る動きをしてさらに痛め，ロッキングが起こるようになった。

〔**48歳頃**〕上級者による取り立て稽古で，相手に突っ込む度に上級者から掌底を顎に当てられて押さえこまれた。顎や頸に痛みはなかったが，翌日から帰宅時に家の門から玄関までの3段の階段で，自転車を持ち上げる際に右腕に力があまり入らないことに気づいた。しかし，右腕に力が入らないのはその動作だけであり，筋肉が萎縮しているかどうかを気にすることはなかった。自転車を運び上げる時の症状も1か月程度で自然軽快した。

〔**51歳**〕居合の昇段審査へ向けて練習を開始した。居合刀は重さ700g，長さ90cm程度であった。〔**5月**〕居合の昇段審査を受けるも，不合格。居合においても上半

身が前傾であることを注意されたが，自分では相手に攻撃する気持ちが出ているからだと思っており，そのままだった。この後合格するために，毎日15分〜30分程度，重さの異なる数種類の居合刀を用いて練習していた。ほぼ右腕ばかりで練習していた。柔軟体操やストレッチなど，体をほぐすような練習は行わなかった。クールダウンとして，500ml程度の水が入ったペットボトルを持って居合刀と同じフォームで何度も振る動作をした。〔**10月頃**〕再度居合の昇段審査を受けるも，不合格。2度昇段試験に落ちたことがショックでもあり，体のバランスをとるためにそれまでは左で居合の練習をすることもあったが，不合格以降は右腕でしか練習しなくなった。〔**11月**〕腰が重く，整骨院受診。〔**12月**〕特にリュックを背負ってクロスバイクの自転車で通勤している時に，時折左腕にしびれを感じるようになった。〔**翌年1月**〕大学の母校で懸垂を連続10回1セットとし，合計10セットくらい行ったが，違和感はなかった。

〔**現在（52歳）**〕大手ホームセンターの勤務を継続。勤務時間は7時間45分くらいだが，9時間程度仕事をすることもある。まとまった休憩はほとんどとれない。通勤は片道約1時間（クロスバイクの自転車5分，電車乗り換え1回，自転車5分）。荷物はリュックを用い，歩行時は右肩にかけることが多く，自転車に乗っている時だけ両肩にかける。妻と共働きで，3人の子供を育てている。近隣に住む妻の両親にも育児を協力してもらっている。入浴は毎日2回入っているが，晩はあまり時間がないため，湯船につかることはほとんどなかった。睡眠時

間は6時間程度であった。

（2）患者の運動形態を問う――偏った運動のし過ぎとは

以上に記した研修医の問診による事実から，患者Rの運動のあり方について指導医と研修医の間でやり取りがあったが，紙面の都合で対話は割愛する。

若い頃からの患者Rの運動のあり方を見ていくと，患者Rが頸椎症になった原因を端的に言えば，偏った運動のし過ぎやそれに伴う長期間にわたる姿勢が原因であり，それに加齢も重なって歪んでいったと捉えることができる。

これに対して「プロのアスリートのように鍛えていたわけではないから，運動のし過ぎとは言えないのではないか」「空手歴30年と言っても病気で休んでいた時もあるし，50代だったらテニスやゴルフなどをアクティブに行っている人がいるのを見れば，運動を活発にした人がみな頸椎症になるわけではないのでは？」「Rさんは若い頃からずっと骨や筋肉や関節などが鍛えられて強くなっているのではないか，どこがそんなに偏った運動なのか分からない」などの意見が出てくるだろう。

なぜ患者Rが偏った運動のし過ぎと言えるのか，ということについて答えるには，まず人間に適切な運動のあり方はどのようなものかをふまえなければならない。端的に言えば，人間は元々哺乳類なのであるから，手足を使って凹凸のある大地を駆け巡るようなダイナミックな運動をしてこそ，バランスのとれた運動をしていると言える。

ところが，患者Rの運動のあり方を見ていくと，体を部分的に動かす，しかも同じような動きを繰り返すことばかりして

きているから，それを一言で言えば「偏った運動のし過ぎ」と
捉えることができるのである。では，なぜ患者Ｒが「偏った
運動のし過ぎ」と言えるのかを，頸部に焦点を当てながら，ど
のような運動をしてきたのかを見ていくことにする。

　小学生時代のサッカーチームでの練習や中高生時代の陸上部
での短距離走の練習は，多少の差はあれ多くの子供達が，小学
生から高校生時代の部活動において行った運動の程度だったと
言えるだろう。ところが，大学生の頃から積極的に行った筋肉
トレーニングの内容は「偏った運動のし過ぎ」と言える。筋肉
トレーニングもやり方によっては偏った運動のし過ぎになると
は言えないが，少なくとも患者Ｒのトレーニングの仕方は偏っ
た運動を繰り返していたと言える。

　一般的にマシンを用いた筋肉トレーニングの場合，マシンに
よって鍛える筋肉が決まっており，その決まった動きで筋肉に
負荷をかけながら繰り返すことになる。患者Ｒが行っていた
懸垂は，鉄棒などを両手で掴んでぶら下がった状態から両腕を
曲げて体を持ち上げる運動だから，広背筋，僧帽筋下部，大胸
筋，上腕二頭筋などの筋肉をある一定方向に鍛えることはでき
ても，骨を強化したり，関節の柔軟性を鍛えたりすることはで
きず，負荷がかからない下半身も鍛えられない。単調で偏った
運動になってしまうのである。

　個別的に言えば，骨を鍛えるには何かをたたいたり，衝撃を
与えたりすることが大事であり，関節を鍛えるには関節を可能
な方向にいろいろ動かすことが必要なのであるが，本来，骨や
関節や筋肉は運動器官として一体のものである。

　人間は哺乳類ではあるが，生命の歴史を見れば分かるように，
哺乳類の中で木に登ったものがサルになり，樹上生活を経てや

がて木から地上に下りて人間になったのである。したがって，その過程を辿るような運動を組み込めば，人間としての体の基盤ができていくということなのである。

　具体的には，大地を駆け巡るようなダイナミックな運動をしていけば，骨は大地からの衝撃を受けるし，関節や筋肉は起伏に合わせて柔軟に動かされることになる。木登りはいろいろな方向に伸びている木の枝を掴んで登り下りするから，関節を様々な方向に動かすことになり，重力に抗して登っていくという筋肉や骨の強さも必要になる。

　前節で説いたように，人間はその人なりの生活によって体の動かし方が個性的であるから，運動器官の生理構造もその人なりに歪んでしまう可能性がある。だからこそ，哺乳類からサルの段階を経て人間になった過程をふまえて，人間としての本来の運動のあり方を基盤に据えておくことが大事なのである。

　易しく言えば，偏った運動による体への影響をできるだけ少なくするためには，全身を様々な方向に動かして，動きに偏りが生じないようにすることが必要なのである。例えば，肩関節であれば肩全体を回したり，あらゆる方向に腕を動かしたりすることが大事なのだが，患者Rの筋肉トレーニングは同じような運動ばかり繰り返してしまっている。

　次に，患者Rが23歳から空手を始めているが，これも端的には「偏った運動」である。空手の練習では両手足を動かしてはいたが，通常では突なら後ろから前方向に突くだけ，蹴なら主に前や横方向に蹴るだけという，同じ動作を繰り返すことが多いからである。問診による事実を見る限り，反対方向への動きを意図的に行って，全身の動きに偏りが生じないように心がけていた様子はない。しかも筋肉トレーニングも継続していた。

また，空手の練習では指導者に注意されるほどの前傾姿勢だったのに，それを改善せずに続けてしまっていた。

　患者Ｒは30歳時に仕事で多忙になり，体調を崩し，気管支喘息を発症した。30代になると20代より回復力が落ちてくるから，ハードなトレーニングを続けた上に多忙になって十分な回復過程をとれなくなり，喘息を発症してしまったのである。入院加療した後に水泳を始めたことで喘息が治ってきたようであるが，水泳は当時の患者Ｒの運動器官の生理構造を整えるためにも適切だったと言える。

　40代では患者Ｒは棒術や居合などの練習が多くなっていったが，そこで問題になるのは，20代から癖のようになっていた前傾姿勢を続けていたということである。

　この前傾姿勢がなぜ問題になるのかを見ていこう。〔図18〕を見ながら患者Ｒの姿勢について確認してみよう。

　〔図18-a〕は，正面から見た時の居合の練習の動きを示している。〔図18-b〕は，〔図18-a〕を左から見た時のよい姿勢（通常の姿勢）を模式的に示している。〔図18-c〕は，患者Ｒの居合の練習の動きにおいて，左から見た時の姿勢を模式的に示している。

　居合や空手の基本練習も，通常の姿勢というのは〔図18-b〕のように胸を張って腰で上半身の体重を支えるから，頸部や腰部にあまり負担はかからない。しかし，〔図18-c〕の姿勢は上半身が前のめりになり，脊椎のＳ字状カーブが保たれていない。このような前傾姿勢を長い時間とり続けることは，頸部や腰部に負担がかかってしまうことになるのである。

　〔図18-c〕のような前傾姿勢でも，短い期間であれば大きな問題は起こらないが，患者Ｒの場合は30代頃から前傾姿勢を

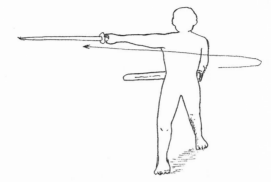

a 居合の練習の動き（正面から見た絵）

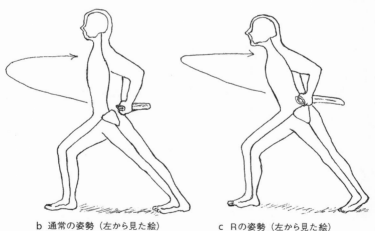

b 通常の姿勢（左から見た絵）　　　c Rの姿勢（左から見た絵）

〔図18　居合練習の時の姿勢（矢印は手の動く方向）〕

指導者に注意されていながら直さずに，その姿勢を続けてしまっていた。空手の時だけでなく，ホームセンターの仕事の中で重い物を持ち上げれば頸や腰に負担がかかる。通勤でクロスバイクのような自転車に乗っているが，その際頸部は前方に出るような状態になる。長い時には毎日片道20km程度だったことから，肩や頸に相当負担がかかっていたことが分かる。

　問診した中身だけでも，これだけ長期間にわたって前傾姿勢をとっていたわけだから，本人が自覚していない何気ない動作でも前傾姿勢になっていた可能性が高いと言えよう。日常生活においても前傾姿勢になると，前傾姿勢が徐々に癖のようになり，頸部の筋肉や頸椎も，前傾姿勢に合わせたものへと少しずつ変化していったことが推測される。

　さらに，患者Rの頸椎症の悪化の一番の原因となったのが，51歳頃からの居合の練習だったと言える。右手でかなりの重さと長さを持つ刀を鞘から抜く練習を繰り返していたようであるが，その練習は，右腕から肩周辺の筋肉を使うばかりでなく，前傾姿勢になりつつ正面を見た体勢になるため，頸部は斜め前方へ出ていわば直線的になり，頸部への負担のかかり方はかなりのものになったはずである。

　しかも〔図18-a〕（前ページ）で表したように，通常，刀を鞘から勢いよく抜き，体の横90度の位置に肘を伸展した形でピタッと止めるから，重い刀を力強く回した勢いを止める時の衝撃も頸部に加わる。その勢いに負けないようしっかりと体を支えるために，腰部にも負荷がかかっていったから，腰痛も起こしてしまったのである。

(3) 患者の頸部の生理構造が歪んでいく過程を問う

　では次に，患者Rがとり続けた運動形態の偏りや歪みが，頸椎の生理構造にどのような歪みを生じさせていったのかを見ていく。研修医と指導医の間で次のようなやり取りがあった。

指導医　では，Rさんが繰り返し前傾姿勢をとっていったことで，頸椎の生理構造にどのような変化が生じていったのかを見ていくが，まず前に示した，正常な頸椎の絵〔図17〕（230ページ）をもう一度見てほしい。

　Rさんの前傾姿勢は，頸部が斜め前方に出た状態であり，しかも目が正面を向くために頭部は少し起こされる形になるので，頸部は〔図17-b〕のように全体には前方に屈曲しつつも，頸部の上部では〔図17-c〕のようにやや伸展した形になる。

研修医　今一つイメージできないのですが……。

指導医　そうか。簡単に言えば，頸椎が斜め前方に直線的になるということなのだが，もう少し分かり易くイメージしてもらうために，正常な頸椎とRさんの頸椎を比較した〔図19〕（次ページ）を見てほしい。

　まず〔図19-a〕は，まっすぐ立っている時の頸椎の形態と頸部の筋肉の一部を表している。脊椎のS字状カーブの一部としての頸椎の前弯は，重い頭部を支えるために必要な形態として形成されてきたのだね。〔図19-b, c〕は，前傾姿勢における頸椎の形態と前傾姿勢の頸部を支える主な筋肉を示しているが，それらの筋肉はたくさんあるので，主なものをbとcに分けて示している。〔図19-b, c〕の頸椎は斜め前方にいわば直線的になっているのが分かるかな。

研修医　確かに〔図19-b, c〕の頸椎は，斜め前方に直線的に

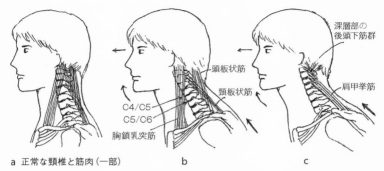

a　正常な頚椎と筋肉（一部）

b

c

b.c　Rの前傾姿勢時の頚椎と筋肉（一部）

※Rの前傾姿勢は頚部がやや前方に屈曲しながら
　正面を向くために頚部の上部の方では伸展気味となる

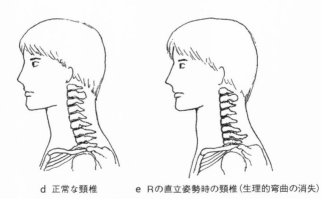

d　正常な頚椎

e　Rの直立姿勢時の頚椎（生理的弯曲の消失）

〔図19　正常な頚椎とRの頚椎の比較〕

なっていますね。頸部の全体は前方に屈曲しつつも，頸部の上部では伸展した形になっているということですね。

指導医　そうだよ。この絵を見てどう思う？

研修医　この絵を見ると，確かに前傾姿勢は，頸部が斜め前方に出ており，頸部や背中や肩の筋肉や骨に負担がかかりそうですね。そう言えば，以前の哺乳類の説明を思い出しました。

　その時に先生が「四つ足の哺乳類の頸椎はやや斜め上を向いて頭部を支えることになるため，下位頸椎や上位胸椎の棘突起が大きくなり，その棘突起にしっかりとした筋肉が幾重にも付着している」と説かれ，僕が「人間が四つ足の動物のように頸部を斜め前に出していたら，疲れるだろうな」とつぶやいたら，先生が「頸椎症を理解するのに大切なことに気づきかけた」と言われました。

指導医　そうだよ。よく思い出したね。

研修医　そうか！　四つ足の哺乳類が斜め上を向いて頭部を支えられるのは，支えられるような骨や筋肉や関節の構造になっているからなのに，常に斜め上を向いて頭部を支えられる骨や筋肉や関節の構造になっていない人間が，そのような姿勢をとり続けていたら歪んでしまうということですね。前に説いていただいたこととつながりました！

指導医　なかなか冴えてきたね。一般性としてはそういうことだよ。しかし，長い時間前傾姿勢を続けていると頸や腰を歪めてしまうというのは君の言う通りだが，通常はそのような前傾姿勢を長く保つことはできないものだ。ではなぜ，Ｒさんは比較的長い時間その姿勢を保つことができたのだろうか？

研修医　そうか！　Ｒさんが行ってきた筋肉トレーニングの影響ということですか？

指導医　よく気づいたね！　Ｒさんは大学生の頃から，〔図19-b，c〕（248ページ）に示してあるような，肩から背部にかけての筋肉を懸垂などで鍛えていたことから，負担になるはずの姿勢をある程度支えることができてしまったと言える。

研修医　Ｒさんにとって懸垂が，頸椎の歪みの原因になってしまったなんて……。

指導医　そうだね。そういう意味では20代からの積み重ねの結果ということだね。そして前傾姿勢も長年の積み重ねの上に，51歳頃からの居合の練習での歪んだ運動のあり方が重なっていったのだ。では，頸椎が直線状になる姿勢をとり続けたことで，頸椎にどのような変化が生じていったのだろうか。

研修医　Ｒさんは〔図19-b，c〕のように，頸部全体は屈曲しながら，頸部の上部の方が伸展した状態が続いていたので，頸椎の中でもちょうどC4，C5，C6あたりを中心に椎間板の後部が頻繁に縮むことになりますね。

　　ああ，だから，ＲさんのＸ線写真でC4とC5（上から4番目と5番目の椎体）の間，C5とC6（上から5番目と6番目の椎体）の間の椎間板が狭くなっていたのですね。

　　しかも40代頃になると，加齢に伴って椎間板の水分量が少なくなり，椎間板の構成成分のつくり変えも低下してきたから，変形し易くなるわけですね。Ｒさんが組手の練習で神経障害を初めて起こしたのが，まさに40代でしたね。

　　前節で見てきた頸椎の一般的な歪みをふまえて，Ｒさん個人の運動形態を捉えていくと，Ｒさんの頸椎が歪んでいく状態がよく見えてきました。今までぼやけていて見えなかった目の前の世界が開けていくような，爽快感を感じます。

指導医　それはよかった。さらにＲさんの場合は，空手の当

て方や組手の練習で突や蹴などの衝撃を受けているね。そのような衝撃を頻繁に受ければ，Rさんの場合には，既に椎間板の後部に負荷がかかっているところに，衝撃によるミクロレベルの損傷が加わった。ここでも前節で学んだことを思い出してほしいのだが……。

研修医　そうか。椎間板は損傷に対する回復力が弱いために，1回1回の損傷はそれほど大きくなくても，損傷する度に回復しきれず，椎間板の再生が低下してしまったということですね。

指導医　そうだね。さらに後部がへたってくるだけでなく，頸部全体としては屈曲しているから，前方にも全体的に負荷がかかっているため，椎間板の代謝が低下すれば，椎間板の前方もへたってきてしまうのだよ。

研修医　ああ，だから〔図19-e〕（248ページ）のように，Rさんの頸椎の前弯が消失して，直線的になってしまったのですね。Rさんの頸椎の単純X線写真ではC4とC5の間，C5とC6の間に骨棘が形成されていましたが……。

指導医　そうだったね。〔図19-b〕を見てほしいが，C4とC5の間，C5とC6の間は，椎間板の後方がよく動く部位である。しかもRさんの姿勢の特徴から，その部位に一番負荷がかかり続けた。

研修医　そうか。Rさんの前傾姿勢によってC4とC5の間，C5とC6の間の部位に負荷が強くかかっていたからこそ，その辺縁に骨棘が形成されたのですね。しかも，骨棘によって頸椎を支えることを補えても，増殖した骨は軟骨と異なり，関節部の潤滑の役割を果たすことはできないから，さらに頸部の可動性が悪くなり，前傾姿勢を続けた結果，前弯が消失してしまったということですね。

指導医　そうだよ，Rさんの病態が説けるようになってきたね。さらに言えば，人間は昼間の生活によって生じる疲れや体の歪みを，睡眠によって回復させることが必要なのだ。ところが，Rさんは練習量に比較して睡眠時間が少なく，夜の入浴時に湯船につかることがあまりなかったようだね。

研修医　そうか，十分な回復過程がとれていなかったことも，体の歪みを悪化させてしまった原因の一つなのですね。

指導医　そうだね。そして，Rさんに頸椎症の症状として左腕にしびれが出たのは51歳頃で，リュックを背負ってクロスバイク自転車で通勤していた時だったね。

研修医　そうか，その頃にはRさんの姿勢や疲労の程度によって，骨棘が神経根を圧迫するようになったということですね。そして，講習会の掛稽古での相手の突きの衝撃で，Rさんの頸椎に形成されていた骨棘が椎間孔を通る神経に損傷を与えた上に，炎症による腫れが生じたため，神経が圧迫されて急激な筋力低下と筋萎縮という変化が起こってしまったのですね。

指導医　そういうことだね。

研修医　やっと，急激な筋力低下と筋萎縮が生じたところに到達しましたね！　なぜRさんが頸椎症になったのかがよく分かりましたし，Rさんが急激に筋力低下と筋萎縮を起こしたところまでの全体像がようやく描けたように思います！

　この節では，人間は認識によって運動形態が統括されるという一般性をふまえて，患者Rの運動のあり方を見ていった。そこで分かってきたのは，患者Rは偏った運動をし過ぎていたことであり，その中で頸部に負荷がかかるような運動形態をとっていたということである。

そして，人間の頸部の一般的な歪みをふまえて，患者Rの頸部を中心に生理構造の変化を見ていくと，頸椎症に至った過程的構造は，椎間板を中心とした加齢性の変化に加え，患者Rが偏った運動形態を積み重ねたことによって，頸椎の椎間板の狭小化やそれに伴って骨棘を形成させてしまい，神経が圧迫されてしびれなどの症状が生じるようになった，ということが分かったのである。

第8節　頸椎症性神経根症および
　　　　筋萎縮症に対する治療の過程を説く

（1）頸椎症性筋萎縮症に対する
　　　　教科書的な治療方法と症例患者の治療の事実

次に，これまで説いてきた［Ⓑ］の状態における内部構造と［Ⓐ］→［Ⓑ］の過程をふまえて，［Ⓑ］→［Ⓐ'］の過程を見ていくこととなる。

すなわちそれは，患者Rがどのような治療により，正常な生理構造が歪んだ状態である［Ⓑ］の状態から，可能な限り正常な［Ⓐ'］の状態へとどのように変化していったのかの中身を見ていくことである。

まずは，頸椎症性神経根症とそれに伴う筋萎縮症について，教科書的な治療方法を確認してみよう。

〔頸椎症性神経根症の治療〕
（1）保存療法：頸椎症性神経根症に対する保存療法の治療成績は，良好であるとの報告が多い。保存療法には次のようなものがある。

⑦　薬物療法：非ステロイド性消炎鎮痛剤，筋弛緩薬，向精神薬（抗不安薬，抗うつ薬など），ビタミン B12 製剤などが用いられる。

④　理学療法：頸椎カラー装着による安静，牽引療法，物理療法（温熱療法，電気療法），日常生活指導などを行う。

⑦　ブロック療法：硬膜外ブロック，星状神経節ブロック，神経根ブロックなどが用いられる。

著しい筋力低下を認める症例では観血的治療の適応であり，いたずらに保存的治療に固執して手術のタイミングを失しないようにするべきである。

(2) 手術療法：保存的療法に抵抗する症例，効果が見られてもすぐに疼痛が再発する症例，知覚障害や筋力低下などの神経麻痺症状が顕著で日常生活に支障をきたしている症例では，手術適応について検討する。手術方法としては，前方除圧固定術が行われることが多い。

(参考文献：『神中整形外科学（下巻）改訂23版』)

以上が，頸椎症性神経根症における教科書的な治療方法のまとめである。次に，患者 R の前医からの治療経過のまとめを確認しておこう。

〔患者 R の治療経過〕
(1) 前医での治療：ビタミン B12製剤の内服をしながら，3～4週間ごとに受診してもらい，経過観察していた（3回受診した）。初診時に頸椎カラーの装着を指示したが，患者が仕事に不都合であったということから，途中

で装着しなくなった。初診時から半年後に画像検査を行う予定であった。

（2）当院での治療（筋力低下や筋萎縮の症状が続いたため，当院を受診した）：ビタミンB12製剤の内服は継続しながら，理学療法を開始した。最初は本人にリハビリについて指示したが，効果がなかなか認められなかったため，理学療法士の下でのリハビリを指示した。理学療法士の指導の下，リハビリを行うようになってから次第に筋力が戻ってきた。

（2）前医の「経過観察」と私達の「経過観察」との構造の違いとは何か

　以上のまとめをふまえて，指導医と研修医との間で次のようなやり取りが行われた。

指導医　では，Rさんの治療の過程を見ていこう。Rさんがここの外来を受診してからの過程は君も一緒に見ていったね。経過をまとめてみてどう思っただろうか？

研修医　Rさんの筋萎縮が回復してきて，本当に良かったと思いますが……。

指導医　んんっ?!　どうした？　なんか神妙な面持ちだね。何か言いたいことがありそうだな。

研修医　はい……。これまでRさんの病態について詳しく説いていただいて，勉強になったなと思っていて，ありがたいとは思っているんですけれど……。少し先生に言いにくいのですが，正直に言って，引っかかっているところがありまして。

指導医　何だい？　柄にもなく改まって。気にせず，引っかかっているところを言ってごらん。

研修医　うーん。この際ですから，やっぱり，はっきり申し上げますね。

　今回，治療の経過について，教科書の記載，前医での経過，当院での経過をまとめていて思ったんですけれど，教科書もまずは「保存療法」，そして前医の治療も「保存療法」，当院で行った治療も「保存療法」だなぁと。治療となると，前医でRさんの画像所見からパッと診断して教科書通りに治療したのと，先生がRさんの病態について詳しくその理由を明らかにした上で治療していくのと，結局のところ，あんまり大差ないんだなと思いまして……。

　僕もRさんがどうして筋萎縮になったのか，どうして頸椎症になったのかという理由が，しっかりと分かるに越したことはないと思います。Rさんも当初原因が分からなくて，奇病にでもなってしまったのかとおびえていましたから，原因が分かってほっとしていましたし。

　でも，忙しい診療現場を考えると，結局，治療方法が同じであれば詳しく過程を見ていく時間というか，こんなにも手間をかけて診断して治療するよりも，前医のように画像所見でパッと診断して，教科書通りにというか公式的に治療方法をパパッとあてはめて治療をしていく方が，むしろ効率的で良いのではないか，とも思ったんです。

指導医　なるほど。君の言いたいことはよく分かったよ。君が言う通り，前医で行われた治療も我々が行った治療も，文字にしてまとめて言ってしまえば教科書の「保存療法」ということになって，大きな違いはないように見えるかもしれない。

しかし，本当にそうだろうか？　この二つの治療方法に本当に大差はないのだろうか？　結論から述べるなら，この二つの治療方法は，文字にすれば「保存療法」になってしまうけれど，その中身は似て非なるものだよ。

研修医　えっ⁉　「保存療法」の中で前医は「経過観察」で，先生は「リハビリ」を選んだという違いではないのですか？

指導医　全然違うよ。ここはとても大事なことだから，君にもしっかりと分かってもらいたいと思う。まず単に，Rさんの画像所見から「診断」したとし，教科書に書かれていたということで「保存的治療」，すなわち，「経過観察」という選択をしたとしよう。

　しかし，それではなぜ「経過観察」が妥当なのか，経過はいつまで見たらいいのか，さらに「保存的治療」には「経過観察」以外にも，理学療法やブロック療法という他の選択肢もあるけれど，それらは本当に必要ないのか，といったことに全く答えることができない。

　教科書というものはこれまでの症例の事実がある程度まとめられ，多くの場合にあてはまることが記載されているものなので，短絡的にあてはめて治療を選択したとしても，患者は回復していくかもしれない。さらに医師はある程度経験を積んでくると，その経験の積み重ねでプラスアルファの判断もできるようになり，紋切り型にあてはめているわけではないだろうから，治療効果はもっと上がるかもしれない。

　しかしそうであったとしても，「多くの場合」にあてはまらない場合には，手も足も出なくなってしまう。だからこそこれまで説いてきたように，Rさんの病態の診断の過程が必要だったのであり，この診断があってこそ，しっかりと構造に分け

入った治療ができるのである。

研修医　はぁ……。

指導医　分かりにくいだろうから，具体的にRさんの治療の
中身を見ていこう。

　　(3) 患者の生理構造の歪みをふまえた上で
　　　　治療の過程的構造を説く

指導医　まず私達は，Rさんの〔図１〕の〔Ⓑ〕の状態，すな
わち正常な生理構造がどのように歪んでいったのかを明らかに
した。そこで初めて，Rさんが空手講習会の組手練習に参加し
て筋力低下が生じたということが分かった。

　その内容を簡単にまとめると「組手で受けた突きの衝撃に
よって，一回一回は大きなものではないものの，度重なる物理
的な外力によって神経の損傷が生じていった」というもので
あった。

　このような損傷が生じたばかりの急性期には神経に炎症が起
き，さらに神経が腫れたことによって神経が骨棘に圧迫された
状態になったことから，これ以上の炎症とそれに伴う腫脹によ
る神経への圧迫を避けるためにも，治療として安静が必要とな
ると診断し，治療方法を決定していくことができる。

　急性期が過ぎて神経の炎症が治まってくると，Rさんの場合
には前傾姿勢をとり続けたり，度重なる頸部への外力が加わっ
たりしなければ，骨棘が神経を圧迫するわけではないので，ま
ずは頸部への外力を避けつつ，神経の損傷部位が回復するのを
待つ「保存的治療」を選択することとなる。

　ここで仮に，軽微な外力でRさんの頸部の神経損傷が容易
に再発するようであれば，「外科的治療」も考慮するというこ

とになるのである。

　このように，なぜRさんに神経損傷が起こったのかということが分からなければ，本当に「保存的治療」でいいのか，「保存的治療」にするならばどういう条件が必要なのか，あるいは，どういうことが予測されるから「外科的治療」が必要なのか，といったことを検討することができないのである。

研修医　でも，前医も「経過観察」と言っていて，教科書にも「著しい筋力低下を認める症例では観血的治療の適応であり，いたずらに保存的治療に固執して手術のタイミングを失しないようにするべきである」と記載されてあります。

　Rさんにその中身を伝えていないだけで，もしかしたらそれくらいのことは考えていたのではないでしょうか？

指導医　これは，断じて否！　と言えるね。なぜそのように言い切れるのかというと，Rさんの話によると，前医では特に頸部について注意点は伝えられなかったようであるし，「経過観察」について具体的な指示が何もなかったからだ。

研修医　前医は考えてはいたけれど，Rさんに伝えなかった可能性はないのでしょうか？

指導医　それは絶対にないよ。なぜなら，先程私が言った「Rさんの場合には前傾姿勢をとり続けたり，度重なる頸部への外力が加わったりしなければ，骨棘が神経を圧迫するわけではないので，まずは頸部への外力を避けつつ，神経の損傷部位が回復するのを待つ『保存的治療』を選択することとなる」という観点は，なぜRさんが頸椎症性筋萎縮症になったのかという，その構造を明らかにすることができなければ，絶対に出てこないことだからだよ。

　MRIのような静的な画像の所見からは，骨棘があることは

読みとることができても，Ｒさんがどの程度の外力を頚部に受けると骨棘が神経を圧迫するのかといった，動的な所見は読みとれない。「理学的検査所見があるじゃないか！」と思うかもしれないが，これだって，頚椎症で神経が圧迫されるということが分かっても，どのように気をつけたらいいかということの答にはならないだろう。

　もう一度，思い返してほしい。Ｒさん自身，当院を受診してきた当初は「強いて言えば小さな旗を振ったことが原因かなぁ」と言っているくらいで，自分の筋萎縮症は運悪く何らかの奇病になってしまったかのような物言いだった。私達が説明しても，当初は，組手の練習の際に何度も受けた突きが原因であるとは全く納得できなかったようだったよね。

研修医　確かに。これまで何度となく受けてきた突きだったから，余計に「そんなはずはない」と思われていたようでしたね。

指導医　そうだね。Ｒさんが当院を受診してきた時は，著明な筋萎縮をきたしていた状態だったから，空手の練習なんて到底できなくて問題にはならなかったわけだが，もし当院を受診する前に筋萎縮が回復していたら，Ｒさんはどうなっていただろうか？

　前医の「経過観察」のままでは，Ｒさんは自分の筋萎縮の状態が組手での度重なる突きを受けたことが原因だとは思っていないから，きっと空手の練習を再開しただろうね。さらにまた，掛稽古で突きをくらって，頚椎症性筋萎縮症を再発してしまう可能性が高いと容易に想像できるよね。

研修医　そうですね。Ｒさんはリハビリの最中も空手の練習を早く再開したいって言ってこられて，僕はＲさんの頚部への負担を考えて，空手の練習は時期尚早だって必死に伝えて止め

ていたくらいでした。確かに，前医はRさんに注意すらして
いませんでしたから，Rさんをどのように観察していけばいい
のかということを考えていたようには思えないですね。

指導医　そういうことだ。これでは「経過観察」ということが，
闇雲に時間が過ぎていくのを，ただ「待っているだけ」という
ことになってしまう。でも本来「経過観察」というのは，私達
が医師という専門家として治療の一環として行うべきものだか
ら，単に「待つ」ということでいいわけがなく，Rさんを可能
な限り正常な ［Ａ'］ の状態へと持っていくためのしっかりと
した指針を持って，経過を見ていかなければならないのである。

　だから「経過観察」を行うにしても，どのようにどのくらい
経過を見ていくのかということなしに，パパッと短絡的にあて
はめて「待っているだけ」，もっと分かり易く言えば，Rさん
が頸椎症性筋萎縮症の状態になっていく過程を問わないまま画
像所見だけで診断し，君の言うところのパパッと治療方針をあ
てはめて治療をしていくのでは，防ぎえる再発すらも防ぐこと
ができないのだよ。

　ただ単に「待つ」だけの「経過観察」をして，防ぎえる再発
を防ぐことができずに筋萎縮を再発してしまったら，教科書に
書いてあったような「保存的療法に抵抗する症例，効果が見ら
れてもすぐに疼痛が再発する症例，知覚障害や筋力低下などの
神経麻痺症状が顕著で日常生活に支障をきたしている症例では，
手術適応について検討する」ということで，今度もまたパパッ
とあてはめて「手術」と決めてしまうことになる。

　もちろん「外科的治療」が悪いとか「外科的治療」を選択し
ない方がいいとか，そういう意味ではないよ。また再発すると
いうことについても，個々の症例の頸椎症の状態によって異

なってくるし，患者がこちらの指示に従わないというような，患者の治療への協力が得られないなどの，どうしようもない場合だってある。

　しかしここで私が言いたいのは，再発した後に，また短絡的に「外科的治療」をパパッと選択するというような治療方針の出し方をしていたら，「保存的治療」で防ぎえた再発を防げなかったように，「外科的治療」においても防ぎえた再発や合併症などを防げないだろうということだよ。

　さらに再発してしまった時に手術したとしても，初回発症時ほどに神経の回復が得られるかどうかは分からない。Rさんの年齢から考えると，それもちょっと難しいかなと思う。

研修医　それはさらに年取って，回復が悪くなるからということですか？

指導医　端的には，そういうことだね。患者さん自身もどんどん年を取っていくわけだから，神経そのものや筋肉等の回復力も悪くなっていくからね。以前と同じ程度まで回復するとは思えないよね。

　以上が，指導医と研修医とのやり取りであった。研修医の皆さんは，二人のやり取りからどのようなことを感じただろうか？

　通常，医療現場では悲しいことに，目の前の患者の症状や身体所見や検査所見から該当する病名をあてはめ，それを「診断」とする風潮がある。本稿に登場している研修医もそのような病名をあてはめて，教科書やガイドラインの治療をさらにあてはめることが効率的でもあると考えていた。

　しかしながら，診断においては病名をあてはめ，治療におい

ても治療方法をあてはめるだけの診療では，通用する時には通用するけれども，患者Rのように通用しなければどうしようもないことは，指導医と研修医のこれまでのやり取りで分かってほしいと思う。

そもそも診断するとは，どのようにすることなのであろうか？

それは，これまでにも説いてきたように，「病気とは，人間の正常な生理構造が，外界との相互浸透の過程において，徐々にあるいは急激に量質転化して，歪んだ状態になったものである」という病気の一般論を導きの糸として，その患者の正常な生理構造がどのように歪んでいるのかを明らかにするばかりでなく，その歪んでいる状態が，正常からどのように歪んでいったのかという過程的な構造をも明らかにしていくものなのである。

そして，患者に病気として現れている生理構造が歪んでいる状態を，できる限り正常な生理構造へ戻るように働きかけていくことが治療なのである。

したがって，患者の体の生理構造がどのように歪んでいるのかというその内部構造と，その歪みがなぜ，どのように歪んできたのかの過程的構造を明らかにしなければ，つまりきちんとした診断をしなければ，可能な限り正常な生理構造へ戻すという治療へとつながっていかないのである。

このように本来の診断と治療は，患者の生理構造がどのように歪んでいるのか，そしてその状態がどのように歪んできたのかの過程的な構造に踏み込んでいくものである。

しかし，ただ教科書やガイドラインをあてはめるだけの，いわば短絡的な診断と治療では，患者の内部構造や過程的構造に

踏み込んでいかないだけに，選択した治療方法がたまたま患者の歪んだ生理構造を正常な生理構造へと近づける治療方法であれば効果が出るだろうが，患者の歪んだ生理構造に関係ない働きかけとなってしまう治療方法であれば，効果を示さない，あるいは悪化してしまうのは当然なのである。

(4) 患者の生理構造が歪んだ状態から正常な状態への過程的構造をふまえた治療方針

①「保存療法」を選択する理由とその構造とは

それでは，病気の一般論を導きの糸として，患者の正常な生理構造がどのように歪んでいて，そしてそれがどのように歪んできたのかという過程的構造をもふまえた診断を行った場合，その歪んだ生理構造をできる限り正常な生理構造へ戻っていくように働きかける治療とは，どのようなものになるのだろうか？

指導医と研修医との間で以下のようなやり取りがあった。

指導医 先程，私達の場合は「保存療法」といってもRさんの［Ⓐ］→［Ⓑ］の過程をしっかりふまえて，［Ⓑ］→［Ⓐ'］の過程を考えてのものであることを話したね。

治療として当院でリハビリを行うことにしたことだって，Rさんの［Ⓑ］→［Ⓐ'］の過程において，Rさんの生理構造がどのように変化していっているのかということをふまえての選択だったことを分かってほしいと思う。

研修医 えっ？　前医で「経過観察」していて回復しなかったから，当院ではリハビリを行ったのではないのですか？

264

指導医　やはりそう思っていたか……。もちろん違うよ。Rさんが当院を受診してきたのは，受傷から半年以上経過していた時であり，著明な筋萎縮をきたしている状態だった。君もいろいろな患者さんを診てきて分かってきたと思うが，筋肉というものは使わないでいるとどんどん萎縮していく。

　教科書にも記されているように，体のすべての筋肉はそれが必要とされる機能に合わせて絶え間なく再構築されている。例えば，筋線維の直径が変化したり，長さが変わったり，強度が変わったり，血液の供給が変化したりする。

　つまり，筋肉は使っているとその運動に見合う形へとつくり変えられていき，筋量が増えたり筋力がアップしたりするなど，変化していく。逆に筋肉は使わないでいると，その運動のあり方に合わせてどんどん変化していき，次第に萎縮して使えない筋肉になっていくということだ。

　では，Rさんのこの時の内部構造に分け入ってみよう。

　Rさんは受傷以降，筋力低下が見られ筋萎縮をきたしてきたため，それまでのように空手などの激しい運動ができてこなかった。だから，Rさんの頸部の神経根部の神経そのものの損傷は，ある程度回復が図られていることが考えられる。

　しかし，神経が回復していくまでの間，筋肉や骨等の運動器官をあまり使うことができなかったことから，特に筋萎縮が著明になっていた。Rさんの筋萎縮は，激しい空手の運動で神経が損傷したことで神経刺激が十分でなくなり，さらに筋肉が使われないことで，最初のうちは徐々に筋線維が細くなっていき，次第に変性していき，やがて線維組織に置き換わっていったと予想される。

　筋萎縮が著明なまま，「経過観察」のみで筋肉を動かさない

状態を続けてしまっているとどうなるだろうか。

　教科書などにも書いてあることだが，筋肉が使われないことで次第に筋肉の組織が萎縮し，線維組織に置き換わっていき，筋肉としてだんだん使えない組織へと変化していってしまう。そうすると，神経が回復するまでに筋肉の組織が萎縮し，収縮することができない線維へと変化してしまっていて，たとえ神経が回復して筋肉を使おうとしても，使えない，運動できないということになってしまうのである。

　さらに，子供のように回復力が高い年齢期であれば，萎縮も軽度であり回復もし易いが，Ｒさんのような中高年ともなると，萎縮が進み易く，線維組織へと置き換わっていき易くなる。

　このように，Ｒさんの神経はかなり回復してきているが，ずっと筋肉を動かさなかったことで筋萎縮がひどくなり，神経が回復しても動かそうにも動かせない状態になっていたと考えられた。

　このことから，これ以上筋萎縮が進行することを防ぎ，再度動かせるようになるためにも，対象となる筋肉をしっかりと動かしていくリハビリが必要になると判断したのだよ。

研修医　リハビリを選択したことも，ここまで考えてのものだったなんて……。教科書のあてはめではダメだということが，何となく分かってきました。

　　② 治療の重層的な構造とは

　まだまだ，指導医と研修医とのやり取りは続くのであるが，紙面の都合上，やり取りの詳細は割愛することにする。

　「リハビリ」という治療方法の選択も，患者Ｒの生理構造がどのように歪んでいるのか，さらに正常な生理構造がどのよう

に歪んできたのかという過程的構造をふまえて，治療として，できる限り正常な生理構造へと戻すためにどのように働きかけていくのかを考えて決定されたことが，研修医の皆さんには分かってもらえただろうか？

　では次に，治療としての働きかけ，すなわち，できる限り正常な生理構造へと戻すために，何をどのように行っていくのかという，治療の構造について見ていこう。

　結論から言えば，治療の構造というものは，論理的に重層的な構造を持つものなのである。我々はこのように捉えることで，治療を筋を通して（論理的に）行っていけることを，『学城』（現代社）で瀬江千史が連載している『「医学原論」講義』の治療論に学び，実践を通して実感してきたのであった。

　研修医の皆さんには，できれば『「医学原論」講義（11）』（『学城』第13号所収）を参照してほしいが，簡潔に説くならば以下である。

　まず治療の重層的な構造は，大きく二つに分けられる。

　一つはどのような病態においても共通して行うべき「一般的治療」といえるものであり，それは，一般的に人間の正常な生理構造へと戻していくことができるような働きかけを行う治療である。

　もう一つの構造は，正常な生理構造の，どこがどのようにどの程度歪んだのかという，その病態の特殊性に応じて，歪んだ部分を正常な生理構造へと戻していくための働きかけを行う「特殊的治療」である。

　ここで研修医の皆さんに理解してほしいことは，「一般的治療」と「特殊的治療」の二つのうちのどちらかを選択するというものではなく，いかなる病気にも必要な「一般的治療」の上に，

その病気の特殊性に応じた「特殊的治療」が加わる（重なる）という重層構造だということである。

　さらに「特殊的治療」は，「特殊的治療」の中においても，重層的な構造を持つものとして捉えることができる。すなわち患者の病態において，どこがどのようにどの程度歪んでいるのかという，歪みの程度によって重層構造として捉えることができる。

　つまり，歪みの程度が大きく特殊性が高いほどに，その歪んだ病態に対応した，より特殊性の高い治療を重ねて行っていく必要があるということなのである。

　研修医の皆さんにとっては，このような一般的な説明だけでは難しいと思うので，以上の内容をふまえて，具体的に患者Rの治療を見ていくことで理解をしていってもらえればと思う。

　我々はまず「一般的治療」として，患者Rの食事，睡眠，運動，入浴といった生活習慣を見直していった。具体的には，睡眠時間を8時間程度とるよう患者Rに指示した。入浴は毎日朝晩2回だったものの，晩は時間の都合上湯船につかっていなかったようなので，しっかり体を温めることによってこそ体の回復を促すことができることを話し，朝よりもむしろ晩にしっかりと湯船につかって体を癒すようにしてもらった。食事についてはこれまでもかなり気をつけてきていたようであり，引き続き栄養のバランスの良い食事を摂るようにしてもらった。

　このように「一般的治療」について具体的に説くと，読者の中には「えっ！　これが治療なの？」と思う人もいるかもしれない。そう思う人がいても不思議ではないくらい，現在の医療現場で行われている治療では，この「一般的治療」がないがしろにされていると言える。

しかしながら，この「一般的治療」は先述の通り，どのような病態においても共通して行うべき治療であり，「一般的治療」がすべての治療の基礎となるものであることを改めて強調しておきたい。なぜなら「特殊的治療」は病態の特殊性に応じて歪んだ部分に働きかけるものであるだけに，それだけでは正常な生理構造に戻すためには不十分だからである。

　いかなる病態においても，人間が健康に生きていくための基盤となる生活のあり方への働きかけである「一般的治療」が必須なのであり，その上に病態の特殊性に応じた「特殊的治療」を行ってこそ，その人の体全体の生理構造を正常へと戻していけるのである。

　では次に，患者Rに行った「特殊的治療」について見ていこう。これまで見てきたように，患者Rは偏った運動のやり過ぎにより頸椎症，さらには頸椎症性筋萎縮症を引き起こしてきたのであるから，運動については「一般的治療」に加えて，この患者Rの特殊な運動のあり方によって引き起こされた生理構造の歪みに対応した，「特殊的治療」が必要であると考えられるのである。

　運動器官における歪んでいる生理構造を，できるだけ正常な生理構造へと戻していく働きかけとして，まずは日常生活や運動時の運動のあり方の見直しを行った。具体的には，頸椎症の原因となった偏った運動（部分的な筋肉トレーニングやリュックを片方の肩にだけかけて背負い続ける等）の禁止，前傾姿勢をとり続けることを止めさせるなどの姿勢の矯正を行った。

　次に，頸椎症は運動器官の正常な生理構造の歪みの中でも，頸椎に歪みを生じる病態であるという特殊性から，患者Rの頸椎症の原因となった，頸部への負荷を伴う運動となる居合や

空手の練習を禁止した。

　ここで研修医の皆さんは，単に運動を禁止したのは治療とは言えないのではないかと思うかもしれないが，これもしっかりとした治療であることを分かってほしい。なぜなら，患者Rにとって頸部への負荷をかけていたような居合や空手の練習をしないことは，何もしないということではなく，それができるだけ正常な生理構造に戻る過程になるからであり，まさに［Ⓐ］→［Ⓑ］の過程をふまえた［Ⓑ］→［Ⓐ'］の過程としての「特殊的治療」なのである。

　しかも頸部への負荷をかけていたような居合や空手の練習をしないということは，患者Rにとっては，先に述べた頸部へ負担をかけるような姿勢を矯正するなどの「特殊的治療」に加えて（重ねて），さらに特殊性の高い治療も行ったということになるのである。

　また，患者Rは頸椎症から頸椎症性筋萎縮症を引き起こしており，頸椎の変化によって形成された骨棘によって神経が損傷したという特殊性も生じていることから，損傷した神経の回復を助けるためにビタミンB12製剤の内服を継続した。

　さらに，神経が損傷されたことで筋肉を動かせなくなり，そのために低下した筋力を回復させる必要があるという特殊性が加わって，リハビリも行ったということである。リハビリの詳細については割愛するが，リハビリを行っていったことで，徐々に患者Rの筋力は改善してきたのであった。その経過を見てきて，「リハビリ等の治療をしても回復が望めない，あるいは，再発を繰り返す場合などに必要となる頸椎症への手術」については，今のところ必要ないと判断したのである。

　このように，患者Rの生理構造のどこがどのようにどの程

度歪んできたのかを明らかにしてきた，つまり，その病態を
しっかりと診断してきたからこそ，その病態が正常な生理構造
へ戻っていくように，どのように働きかければよいのかという
ことを，その歪んでいる状態に応じて筋を通して（論理的に）
考えていくことができるのである。

　これまで，頸椎症性筋萎縮症の症例を取りあげ，病気の一般
論から筋を通して（論理的に）考えていくこと，そして，患者
の内部構造がどのように変化していくのかという過程的構造に
しっかりと入っていくことの必要性を説いてきた。
　さらに研修医の皆さんには本症例を通して，しっかりと患者
の内部構造がどのように変化していったのかという過程的構造
をふまえてこそ，その歪んだ状態をできる限り正常な生理構造
へとしっかりと戻していけるということ，つまり，診断と治療
における考え方の筋道を理解してもらえればと思う。
　そして研修医の皆さんが，最初は病態が分かり易い症例から
でよいので，ここで説いてきた考え方の筋道で診断と治療を
行っていけば，やがて，どのような患者に対しても同じ筋道で
考えていくことができるようになると思う。
　研修医の皆さんが，医師としてしっかりと実力をつけていく
ことを，心から願っている。

引用・参考文献

【引用文献】

『医学原論（上巻）——医学教育 講義』瀬江千史著，現代社，2017

【参考文献】

『医学の復権』瀬江千史著，現代社，1995

『看護学と医学』（上巻・下巻）瀬江千史著，現代社，（上巻）1997（下巻）2001

『〔改訂版〕育児の生理学』瀬江千史著，現代社，2007

『看護の生理学』（第1巻〜第3巻）薄井坦子・瀬江千史著，現代社，（第1巻）1993（第2巻）2001（第3巻）2004

『看護のための「いのちの歴史」の物語』本田克也・加藤幸信・浅野昌充・神庭純子著，現代社，2007

『新・頭脳の科学』（上巻・下巻）瀬江千史・菅野幸子著，現代社，（上巻）2012（下巻）2012

『医学教育 概論』（第1巻〜第6巻）瀬江千史・本田克也・小田康友・菅野幸子著，現代社，（第1巻）2006（第2巻）2007（第3巻）2009（第4巻）2011（第5巻）2014（第6巻）2015

『医療実践方法を論理の学に』（第1巻）聖瞳子・高遠雅志・九條静・北條亮著，現代社，2016

『医学教育概論の実践』（第1巻・第2巻）北條亮著，現代社，（第1巻）2014（第2巻）2017

『ハリソン内科学 第4版』ダンL.ロンゴ他編，日本語版監修 福井次矢・黒川清，メディカル・サイエンス・インターナショナル，2013

『内科學 第10版』矢崎義雄 総編集，朝倉書店，2013

『内科学書 改訂第8版』小川聡 総編集，中山書店，2013

『肝臓病学』井廻道夫・熊田博光・坪内博仁・林紀夫 編集，朝倉書店，2006

『肝臓病学』戸田剛太郎・織田正也・清澤研道・坪内博仁・中沼安二 編集，医学書院，1998

『日本人の食事摂取基準（2015年版）』厚生労働省，2015

『ガイトン生理学 原著第11版』原著者 Arthur C.Guyton, John E.Hall,
　　御手洗玄洋 総監訳，エルゼビア・ジャパン，2010

『標準生理学 第8版』小澤瀞司・福田康一郎 監修，本間研一 他編集，医
　　学書院，2014

『小児呼吸器感染症診療ガイドライン2017』監修 尾内一信・岡田賢司・
　　黒崎知道，協和企画，2016

『シンプル生理学 改訂第6版』貴邑冨久子・根来英雄 共著，南江堂，
　　2008

『ガイトン臨床生理学』原著者 Arthur C.Guyton, John E.Hall, 早川弘一
　　監訳，医学書院，1999

『新臨床内科学 第9版』監修 高久史麿・尾形悦郎・黒川清・矢崎義雄，
　　医学書院，2009

『今日の治療 呼吸器感染症 診断と治療』編著者 原耕平，永井書店，
　　1986

『新呼吸器病学 改訂第3版』編集者 大島駿作，金芳堂，1991

『呼吸器病 New Approach 6 肺感染症』河野茂・永井厚志・大田健・飛
　　田渉 編集，メジカルビュー社，2002

『臨床呼吸器病学』編集者 原澤道美・吉村敬三，朝倉書店，1982

田中裕士「マイコプラズマ肺炎の発症病態」，『日本胸部臨床』第67巻第
　　7号，p.550-560，2008年7月

谷口正美・福冨友馬・竹内保雄・斎藤明美・安枝浩・豊嶋幹生・玉利真
　　由美・秋山一男「マイコプラズマの病原性とアレルゲン性」，『臨床
　　免疫・アレルギー科』第48巻第5号，p.521-527，2007年11月

藤森勝也・鈴木栄一・荒川正昭「かぜ症候群後の慢性咳嗽の臨床像」，『ア
　　レルギー』第46巻第5号，p.420-425，1997

永山洋子・桜井信清・船橋茂「感染と喘息 第3報 乳幼喘鳴児における
　　アレルギー学的検討」，『アレルギー』第33巻第11号，p.921-933，
　　1984

田中裕士・岡田春夫・菅原洋行・小場弘之・鈴木明・田村弘・久原孝俊・
　　石黒敏一「マウスのマイコプラズマ感染症におけるヒツジ赤血球に
　　対する遅延型アレルギー反応」，『アレルギー』第35巻第11号，

p.1122-1125，1986

『ガイトン生理学 原著第13版』John E.Hall 著，総監訳 石川義弘・岡村
康司・尾仲達史・河野憲二，エルゼビア・ジャパン，2018

瀬江千史「「医学原論」講義（11）」，『学城』第13号，現代社，2015

『神中整形外科学 改訂23版』（下巻）岩本幸英 編，南山堂，2013

『脊髄・末梢神経の外科 改訂第3版』半田肇 監修，小山素麿・寶子丸稔
著，南江堂，2005

著者

聖 <ruby>聖<rt>ひじり</rt></ruby> <ruby>瞳<rt>とう</rt></ruby><ruby>子<rt>こ</rt></ruby>　　<ruby>高<rt>たか</rt></ruby><ruby>遠<rt>とお</rt></ruby> <ruby>雅<rt>まさ</rt></ruby><ruby>志<rt>し</rt></ruby>

<ruby>九<rt>く</rt></ruby><ruby>條<rt>じょう</rt></ruby>　<ruby>静<rt>しずか</rt></ruby>　　<ruby>北<rt>ほう</rt></ruby><ruby>條<rt>じょう</rt></ruby>　<ruby>亮<rt>りょう</rt></ruby>

<ruby>池<rt>いけ</rt></ruby><ruby>邉<rt>べ</rt></ruby> <ruby>修<rt>しゅう</rt></ruby><ruby>二<rt>じ</rt></ruby>　　<ruby>新<rt>しん</rt></ruby><ruby>海<rt>かい</rt></ruby> <ruby>武<rt>たけ</rt></ruby><ruby>史<rt>ふみ</rt></ruby>

医学原論・概論研究会の主要メンバーとして症例検討委員会で
理論的研鑽を重ねながら，市中病院及び診療所の医師として後
進の研修医の指導に専念している。

著書　『医療実践方法を論理の学に』第1巻（現代社）

現代社白鳳選書　51

医療実践方法を論理の学に（第2巻）
──初期研修医に症例の見方・考え方の筋道を説く──

2022年8月8日　第1版第1刷発行©

著　者　聖　　　　瞳　　子
　　　　高　遠　雅　　志
　　　　九　條　　　静
　　　　北　條　　　亮
　　　　池　邉　修　二
　　　　新　海　武　史
発行者　小　南　吉　彦
印　刷　壮光舎印刷株式会社
製　本　誠製本株式会社

発行所　東京都新宿区早稲田鶴巻町　株式　現代社
　　　　514番地（〒162-0041）　会社

　　　　電話：03-3203-5061　振替：00150-3-68248

*落丁本・乱丁本はお取り替えいたします

ISBN 978-4-87474-196-2　C 3247

❖ 現代社の弁証法・認識論 関連図書 ❖